# Promotion de la santé reproductive et prévention du VIH/SIDA et des IST à l'Université de Kinshasa

Willy BONGO-PASI MOKE SANGOL

# Promotion de la santé reproductive et prévention du VIH/SIDA et des IST à l'Université de Kinshasa

*Connaissances, aptitudes et pratiques*

academia
L'Harmattan

D/2018/4910/32

ISBN : 978-2-8061-0411-3



Grand'Place, 29
B-1348, Louvain-la-Neuve



**www.editions-academia.be**

# PRÉFACE

La problématique des infections sexuellement transmissibles dont le virus d'immunodéficience acquise et le SIDA continue à préoccuper le monde. Cette préoccupation tient au fait que le SIDA doit être considéré aujourd'hui comme le plus grand fléau de notre époque et qui demeure à ce jour sans remède curatif. Étant donné que le sida est une pathologie sexuellement transmissible par excellence, la prévention devient le meilleur remède. Elle réside donc dans le contrôle de son comportement.

À côté du VIH-SIDA, les autres infections sexuellement transmissibles, même si elles ne sont pas directement mortelles, elles préparent à coup sûr la voie du VIH/SIDA. C'est donc logiquement que voulant lutter contre ce fléau dans notre pays, le Fonds des Nations Unies pour la Population (UNFPA) avait opté d'appuyer l'Université de Kinshasa dans un projet intitulé « Promotion de la Santé de la Reproduction des Adolescents et des Jeunes et Prévention du VIH-SIDA et des IST »[1].

L'Université de Kinshasa héberge une population à risque du fait de sa jeunesse, de son indépendance, de la crise économique et de l'ignorance. De par leur âge, bien d'étudiants se retrouvent en transition entre la maturité physiologique et la maturité sociologique. Au schéma traditionnel (où le mariage et l'entrée en vie sexuelle étaient précédés des fiançailles, la procréation était préparée ainsi que la vie en couple conduisant au veuvage ou au divorce), aujourd'hui, le schéma est différent. La

[1] Cette étude a été financée par l'UNFPA dans le cadre du projet « Promotion de la Santé de la Reproduction des Adolescents et des Jeunes et prévention du VIH/SIDA et des IST à l'Université de Kinshasa ». Elle est le résultat d'une enquête réalisée par une équipe de chercheurs de l'Université de Kinshasa conduite par les Professeurs NGONDO a PITSHANDENGE, KALAMBAY BANZA et de BONGO-PASI MOKE SANGOL de la même université. Une deuxième enquête déjà publiée a été réalisée par les mêmes chercheurs : BONGO-PASI W., KALAMBAYI B., NGONDO S., *Santé reproductive, VIH/SIDA et IST en milieu universitaire congolais*, Paris, l'Harmattan, 2015, 135 pages.

sexualité est non seulement séparée de la procréation, mais s'exerce aussi en dehors du mariage.

Bon nombre de nos étudiants viennent à l'Université avec très peu de notions sur la Santé de la Reproduction. Ainsi, la lutte contre l'ignorance, la transformation des comportements et l'accessibilité aux infrastructures des soins dans ce milieu, constituent des axes importants d'intervention. Mais pour que les interventions soient efficaces, le Projet SRAJ avait jugé utile de jauger les connaissances, les attitudes et les comportements de la population cible.

Au terme d'une étude auprès d'un échantillon de 1200 étudiants, stratifiée par quotas dans les dix facultés que compte l'Université de Kinshasa, les quatre chercheurs nous livrent dans ces pages, en trois chapitres, la méthodologie d'étude, les caractéristiques socio-démographiques des étudiants de l'Université de Kinshasa et leurs caractéristiques en matière de Santé de la Reproduction. L'étude est une « enquête CAP » dont l'objet est les connaissances, les attitudes et les pratiques en Santé de la Reproduction.

Les trois chapitres sont encadrés en amont par un sommaire exécutif et en aval par une conclusion générale. La conclusion générale est suivie de quelques recommandations en direction des responsables de l'Enseignement Supérieur et universitaire ainsi que de ceux de l'Université de Kinshasa et aussi des parents.

Enfin, au moment de présenter les principaux résultats de cette étude, il nous est un agréable devoir d'exprimer notre gratitude envers tous ceux qui ont, d'une manière ou d'une autre, permis sa réalisation. L'Université de Kinshasa remercie sincèrement le Représentant Résident du Fonds des Nations Unies pour la Population à Kinshasa pour le financement de cette étude, sans oublier tous ses collaborateurs pour leur précieuse contribution à la finalisation de cette recherche. Nous remercions également, l'équipe de recherche précitée ainsi que tous les enquêteurs qui ont conçu et administré le questionnaire.

Pour leurs contributions, le Projet remercie de tout cœur, les Professeurs NGONDO a PITSHANDENGE, KALAMBAY BANZA et NZITA KIKHELA du Département de Démographie ; LUTUTALA Mumpasi et NDELO di Phanzu, anciens Recteurs, ainsi que KAYEMBE Patrick de l'École de Santé Publique ; tous de l'Université de Kinshasa.

Puisse cette étude servir de manuel de référence en matière de Santé de la Reproduction en milieu estudiantin.

**Pr Dr Willy BONGO-PASI SANGOL**

Directeur national du Projet
Projet ZAI2R303

# LES ACRONYMES

| | | |
|---|---|---|
| CAP | : | Connaissances, Attitudes et Pratiques |
| ECOSEX 2003 | : | Enquête sur les déterminants sociodémographiques des comportements sexuels à risque chez les jeunes de Kinshasa (R.D. Congo) en 2003 |
| ENSEF | : | Enquête Nationale sur la Situation de l'Enfant et de la Femme |
| IEC | : | Information, Éducation et Communication |
| IPPF | : | Fédération International pour la Planification Familiale |
| IST | : | Infection Sexuellement Transmissible |
| MICS2 | : | Multi Indicateurs Clusters Servey |
| MST | : | Maladie Sexuellement Transmissible |
| ONG | : | Organisation Non Gouvernementale |
| PNLS | : | Programme National de Lutte contre le SIDA |
| PVV | : | Personne Vivant avec le Virus du SIDA |
| SIDA | : | Syndrome Immunodéficitaire Acquis |
| SFPS | : | Santé Familiale et Prévention du SIDA |
| SR | : | Santé de Reproduction |
| SRAJ | : | Santé de la Reproduction des Adolescents et des Jeunes |
| SSPA | : | Sciences Sociales, Politiques et Administratives |
| UNFPA | : | Fond des Nations Unies pour la Population |
| UNIKIN | : | Université de Kinshasa |
| VIH | : | Virus d'Immunodéficience Humaine |
| ZAI | : | ZAÏRE |

# LISTE DES TABLEAUX

# LISTE DES GRAPHIQUES

# SOMMAIRE EXÉCUTIF

Pour la réalisation de cet état des lieux, un échantillon de 1.200 étudiants, soit 671 garçons et 529 filles ont été retenus sur un effectif total de 22.150 étudiants enregistrés dans les dix facultés de l'Université de Kinshasa en 2004. L'échantillon a été fixé à cette taille compte tenu du temps requis (les résultats de cette étude étant une des conditions pour le démarrage effectif du Projet ZAI/2/R/3-03) et de moyens disponibles.

L'échantillon a été déterminé par quotas en se fondant sur les critères suivants : la faculté d'inscription de l'étudiant, l'ancienneté de ce dernier à l'Université de Kinshasa, son sexe, son âge et son état matrimonial. La collecte des données a été faite par auto-administration d'un questionnaire anonyme reprenant les variables de la Santé de la reproduction. Celui-ci était remis à chaque étudiant ou étudiante répondant aux critères de choix qui le remplissait de manière discrétionnaire. La recherche des étudiants et étudiantes cibles était opérée pendant la recréation ou aux homes. Les intéressé(e)s devaient préalablement donner leur consentement.

À l'issue des opérations de collecte et de traitement des données, les statistiques collectées ont dégagé entre autres les caractéristiques suivantes : un rapport de sexe de 671/529 en faveur de garçons, l'âge variant entre 18 et 43 ans, soit un âge moyen de 24,5 ans. La grande majorité (97 %) d'étudiants interrogés était des célibataires. L'échantillon comprend aussi 2,6 % de mariés avec une proportion négligeable (0,3 %) d'unis de fait, des divorcés et veufs. Les 97 % de célibataires se répartissent en célibataires non encore fiancés (58 %), en célibataires fiancés (11 %) et en célibataires vivant en relations de copinage ou d'amitiés (28 %). La composition hétéroclite du corps des célibataires est caractéristique du monde estudiantin congolais où pour certains étudiants « copinage ou amitiés » équivaut pratiquement à un statut des cohabitants.

Les statistiques collectées ont touché 98 % d'étudiants des religions judéo-chrétiennes : catholiques, protestants, kimbanguistes et adeptes des églises de réveil. Le rapprochement fait entre religion de baptême et religion de pratique actuelle laisse apparaître un effritement progressif du catholicisme. De 75,5 % d'étudiants jadis catholiques, ils ne forment plus que 46,4 % à se dire de religion catholique.

Les étudiants interrogés sont à 56 % originaires des tribus implantées dans les deux provinces de Bandundu et du Bas-Congo. L'Université de Kinshasa recruterait essentiellement dans son hinterland.

Concernant le cursus académique, près de 41 % d'étudiants enquêtés ont suivi les humanités scientifiques, 20 % les humanités littéraires et 19 % les humanités commerciales. Les interrogés étaient à 67 % dans les trois premières années de leur présence à l'Université de Kinshasa. Un étudiant sur six avait une activité para académique. Il s'agit, pour une très large majorité, d'une petite boutique où la vente est assurée par le propriétaire ou le copropriétaire

Le profil sociodémographique des enquêté permet de mieux apprécier les futurs bénéficiaires du projet SRAJ-UNIKIN dans les diversités actuelles d'âge, d'état matrimonial, de culture, d'occupation, etc. Dans la perspective d'insertion de modules de cours en rapport avec la santé de la reproduction dans le programme des cours à l'Université, outre le profil ci-haut décrit des bénéficiaires, il sera indispensable de tenir également compte de leurs connaissances, attitudes et comportements en rapport avec les divers aspects de la santé de la reproduction.

## 1. Niveau des connaissances des étudiants

### 1.1. En matière de santé de la reproduction

Quatre séries de questions ont été exploitées pour apprécier le niveau des connaissances des enquêtés sur la santé de la reproduction. Ces questions ont porté sur :

- le fait d'avoir déjà entendu parler de certains concepts en rapport avec la santé de la reproduction tels que la santé de la reproduction, la stérilité masculine ou féminine, l'avortement provoqué, l'avortement spontané, la fausse couche, la ménopause, la frigidité, l'impuissance masculine, la grossesse non désirée, la contraception, la mortalité, la parenté responsable ;
- le fait d'être à même de définir, de manière plus ou moins compréhensible, certains concepts liés à la santé de la reproduction repris dans le questionnaire (cf. annexe) ;
- le fait de pouvoir reconnaître la source d'où l'on a appris la signification de tel ou tel concept pour la première fois ;
- la connaissance que l'on a des modes de transmission de diverses IST/VIH citées dans le questionnaire.

Les résultats de cette étude montrent que de dix concepts proposés en rapport avec la santé de la reproduction, le concept de santé de la reproduction est paradoxalement celui dont les étudiants auront le moins souvent entendu parler. En effet, quatre étudiants seulement sur dix en auront déjà entendu parler.

Les autres concepts sont nettement mieux connus dans la mesure où six à huit enquêtés sur dix en ont déjà entendu parler.

Par sexe, les niveaux de connaissance des concepts de santé de reproduction sont diversement répartis. Cependant il sied de souligner que le concept santé de reproduction est moins connu par les filles que par les garçons comme l'indiquent les statistiques ci-après : près de cinq garçons sur dix (44,5 %) semblent avoir une meilleure connaissance du concept SR contre trois filles sur dix, soit 34 %. Il est aussi important de noter que pour les concepts frigidité et contraception la connaissance est meilleure chez les filles que chez les garçons au regard des statistiques suivantes : sept et six filles ont déjà entendu parler respectivement de ces concepts alors que cinq et six garçons n'en ont jamais entendu parler.

Par ailleurs, la connaissance des concepts de SR semble liée tant à l'âge qu'à l'ancienneté à l'Université. Les étudiants les plus jeunes et ceux du second cycle maîtrisent mieux les notions définissant la SR que les autres.

Concernant la source d'information parmi les cinq proposées (personnel de santé, famille de l'enquêté, médias ou lecture, cours et conférences), les étudiants interrogés évoquent plus les cours (écoles, UNIKIN) et les médias ou la lecture comme principales sources d'information sur les concepts relatifs à la santé de reproduction et sur les infections sexuellement transmissibles. Les autres sources se sont avérées marginales dans la présente enquête.

La connaissance des enquêtés des notions sur la santé de reproduction reste encore partielle à l'Université de Kinshasa et exige un effort de promotion. L'objectif du projet n'étant pas la mise à niveau de certains étudiants, il faudra que tous les étudiants soient initiés aux concepts de santé de la reproduction pour s'en servir dans leur vie quotidienne.

### 1.2. En matière d'IST

Pour l'évaluation du niveau des connaissances en matière d'infections sexuellement transmissibles, l'étude a recouru à quatre séries des questions dont certaines sont les mêmes que pour la SR :

- le fait d'avoir déjà entendu parler de certains concepts en rapport avec les IST ;
- le fait de pouvoir reconnaître la source des concepts relatifs aux IST ;
- la connaissance de certains symptômes des IST/VIH ;
- la connaissance que l'on a des modes de transmission de diverses IST/VIH.

Sur la connaissance des infections sexuellement transmissibles, on retiendra que l'hépatite et le chancre mou sont les infections les moins largement citées. Il faut ajouter le VIH, la blennorragie et la syphilis. Les principales sources d'information sur ces infections restent les mêmes que celles identifiées pour les concepts de santé de reproduction.

Concernant les symptômes, la tendance est que, plus le nombre de symptômes est élevé, moins l'infection est connue. À l'exception des symptômes du SIDA dont la connaissance présente une tendance quelconque. Mais notons que de tous les symptômes d'IST proposés, ceux du SIDA sont les plus connus. Les étudiants semblent être également plus sensibles au SIDA. Ils ont une bonne connaissance des modes de transmission du VIH que des autres IST analysées dans cette étude. Probablement à cause de son actualité qui semble occulter les problèmes que peuvent causer les autres infections sexuellement transmissibles.

En résumé, les étudiants accusent une meilleure connaissance des questions touchant au SIDA qu'aux autres IST. Il y a nécessité d'un module de formation de santé de reproduction incluant un volet des IST/VIH/SIDA et insistant sur la relation entre les IST traditionnellement connues et le VIH.

## 2. Attitudes des étudiants

### 2.1. Vis-à-vis du VIH/SIDA

Pour analyser les attitudes des étudiants en rapport avec le VIH/SIDA, l'étude s'est servie des variables suivantes :

- s'être déjà soumis à un test de dépistage du VIH ;
- la raison de dépistage du VIH ;
- l'attitude envers une PVV ;
- l'attitude vis-à-vis de l'activité sexuelle.

Deux étudiants sur dix ont eu à se soumettre à un test du VIH/SIDA. C'est à l'occasion d'une demande de sang pour un parent ou d'un don du sang. Ces deux situations ont conduit sept étudiants sur dix et cinq étudiantes sur dix, à se présenter à un dépistage du VIH.

Les autres raisons que l'étude a tenté d'évaluer comme l'exigence de l'école, l'obligation faite par une Église, l'exposition pendant le stage, l'assurance à donner au futur partenaire, la peur d'avoir été contaminé lors d'une relation sexuelle, le voyage, etc. n'incitent guère au dépistage.

Le projet SRAJ-UNIKIN devra mettre aussi l'accent notamment sur l'intérêt de la connaissance de son état sérologique et favoriser l'accès des étudiants aux possibilités de dépistage des IST[2]. Le Projet pourrait éviter de limiter son intervention uniquement à la lutte contre la propagation du VIH/SIDA en y incluant des considérations d'ordre biologique et sociologique liées à la vie conjugale du couple et des enfants.

### 2.2. Sur la stigmatisation

La présente étude définit la stigmatisation d'un individu atteint de SIDA à travers les comportements ci-après pouvant être affichés par son entourage :

- Refus de la possibilité de s'asseoir à côté d'une Personne vivant avec le VIH (ou PVV) ;
- Refus de la possibilité de partager une chambre avec une telle personne ;
- Refus de pouvoir partager un repas avec elle (manger avec elle dans une même assiette) ;
- Refus de divulguer l'état sérologique d'une PVV, membre de famille.

Il découle des réponses sur ces questions que la confiance à l'endroit d'une personne porteuse du Sida diminue à mesure que le contact avec elle tend à se renforcer. Si 92 % des enquê-

---

[2] En réalité, les étudiants ne semblent pas s'opposer au dépistage. D'après les données d'une étude menée par M.KITOKO en 2002, 80 % d'étudiants de l'Université de Kinshasa se disaient favorables au dépistage. Le faible nombre de cas de dépistage effectifs pourrait s'expliquer par le manque d'infrastructures appropriées.

tés peuvent s'asseoir à côté d'une PVV, on ne compte plus que 75 % qui acceptent de partager un repas avec elle.

Un fait à souligner et qui mérite l'attention est cette discrétion dont témoignent les étudiants face à l'état sérologique d'un membre de famille. En effet, près de 22 % d'étudiants ne trouvent aucun inconvénient à divulguer un tel état.

Globalement, le taux de stigmatisation demeure encore faible sans doute parce que le SIDA reste encore à ce jour une maladie taboue et de la honte. Mais si elle devait relever de la considération que l'on doit à la personne humaine malade ou pas, une telle attitude serait soutenable et mériterait d'être vulgarisée par des enseignements sur la santé de reproduction dans son volet portant sur la stigmatisation.

## 3. Comportements en matière de sexualité

### 3.1. Amitiés et copinage : prélude à la sexualité

La propension aux amitiés ou « copinages » garçon/fille est une de grandes caractéristiques des étudiants sur le site. Le « copinage » permet bien de choses : assistance matérielle et financière de la part du copain, assistance aux examens de la part du copain ou de la copine, protection en cas de menace par d'autres étudiants et pour beaucoup, un partenaire sexuel pouvant conduire au mariage. Le fait d'avoir un copain ou une copine n'empêche pas à ego de nouer d'autres relations avec un(e) autre ami(e), copain ou copine. Contrairement au « copinage », le statut de fiancé semble offrir plus de garanties pour le mariage.

La seconde caractéristique est cette banalisation de la virginité qui ressort de ce que 79 % de filles et 88,5 % de garçons trouvent anormal qu'un jeune (garçon ou fille) déjà à l'Université soit encore vierge. Nous en déduisons que seuls quelque 20 % d'étudiants sont encore vierges.

### 3.2. L'entrée en vie sexuelle

L'entrée en vie sexuelle est précoce aussi bien pour les garçons que pour les filles, mais davantage pour les garçons qui représentent 57 % contre 37 % des filles.

Pour près de 92 % d'étudiants (90 % de garçons et 68 % de filles), l'activité sexuelle remonterait avant leur arrivée à l'Université. L'âge médian à leur premier rapport sexuel est de dix-neuf ans soit dix-huit ans pour les garçons et vingt ans pour les filles.

C'est donc à une population jouissant d'une longue pratique sexuelle et dont le comportement pourrait être difficile à modifier que le projet SRAJ-UNIKIN aura à s'adresser. Face à un tel constat, le cours d'éducation à la vie devrait être davantage vulgarisé au niveau des études secondaires et mêmes primaires.

### 3.3. Contexte du premier rapport sexuel

L'étude s'est intéressée, à ce niveau, aux conditions et circonstances de temps et de lieu qui ont entouré le premier rapport sexuel. À ce sujet, on retiendra :

- Concernant les liens entre les premiers partenaires sexuels, que dans 91 % de cas, le premier partenaire sexuel de l'étudiant enquêté était soit un copain ou une copine soit un(e) fiancé(e). Ce type de relations expliquerait le pourquoi ce premier rapport sexuel était voulu ou volontairement consenti pour la grande majorité (88 % : 95 % des garçons et 78 % des filles) d'étudiants. Le viol dans ce cas est un phénomène rare.
- Que ce rapport sexuel a été conclu à l'issue d'une sortie programmée (47 % d'étudiants) ou d'une rencontre amicale (36 % d'étudiants).
- Que les premières relations sexuelles se concluent principalement au domicile d'un des partenaires (51 % de cas) surtout chez le partenaire féminin (64 % de cas), mais aussi chez un ami d'un des partenaires (39 % de cas).

- Que les premiers rapports sexuels sont le plus souvent improvisés. De ce fait, ils sont rarement protégés : un cas sur vingt.
- Pour ceux d'enquêtés dont les premiers rapports ont eu lieu à l'Université (17 %), les relations d'amitié continuent à ce jour.

Ces étudiants constituent une population à risque face à plusieurs raisons : l'intensité de l'activité sexuelle, la multiplicité des partenaires et la non-protection de leur sexualité. Les facteurs déterminants sont d'ordre économique, d'ordre psychologique avec la recherche de la gratification et la nécessité absolue de satisfaire aux examens.

Au-delà des remèdes comme la moralisation des enseignants et encadreurs, l'abstinence, la fidélité à l'ami(e) et l'utilisation du préservatif, l'on devrait aussi veiller à rendre les études économiquement accessibles notamment par une réduction des frais d'inscription et du coût de différents manuels. Il n'est pas surprenant que parmi les étudiants les plus sexuellement actifs sur le Campus universitaire, on retrouve ceux des étudiants tenants des activités rémunératrices.

## 4. Activités sexuelles récentes

Pour une évaluation de l'actualité de la sexualité des étudiants, l'étude s'est interrogée sur la fréquence de rapports sexuels au cours de trois derniers mois. Parmi les enquêté(e)s sexuellement actifs, au nombre de 966, on a dénombré 47 % qui ont déclaré avoir vécu au moins un rapport sexuel pendant cette période. Si la même intensité s'observe aussi bien chez les garçons que chez les filles, on note cependant quelques différences de comportements au niveau de l'âge et au niveau de la Faculté.

La sexualité aura été globalement plus fréquente chez les jeunes de 20-24 ans que chez les autres. Dans ce groupe, les filles semblent avoir accusé une sexualité plus intense que les garçons.

Les deux facultés de Droit et de Lettres semblent émerger à ce niveau avec des taux de 44 % contre 20 % en Sciences sociales. Dans ces deux facultés, l'activité sexuelle paraît plus intense chez les filles que chez les garçons avec respectivement 48 % contre 41 %. À la Faculté des sciences sociales, les garçons auront été plus sexuellement actifs que les filles dans un rapport de trois garçons contre deux filles.

### 4.1. Activité sexuelle et appartenance religieuse

Le climat de religiosité que l'observe au contact de l'Université ne semble pas se traduire dans le comportement sexuel des étudiants. C'est ce qu'on peut conclure quand on lit que 99 % d'étudiants qui reconnaissent avoir eu au moins un rapport sexuel dans les trois derniers mois sont membres d'une de religions judéo-chrétiennes. Or, la morale chrétienne prohibe toute activité sexuelle avant et en dehors du mariage.

Dans le cadre de sensibilisation des étudiants par l'enseignement, les modules de santé de reproduction devraient aller au-delà des considérations morales et pousser l'étudiant à opérer des choix libres pour une sexualité responsable, notamment dans l'utilisation du préservatif.

## 5. Activité sexuelle à risque

En cette période où sévit le VIH/SIDA, le danger de la sexualité est lié, d'une part, à la multiplicité des partenaires sexuels et d'autre part, à la non utilisation du préservatif lors d'une relation sexuelle avec un partenaire dont on ne connaît pas le statut sérologique.

Le **multipartenariat** sexuel est relativement fréquent en milieu estudiantin de l'Université de Kinshasa. Sur les 454 étudiants qui ont eu de rapports sexuels sur cette période, 84 étudiants (77 garçons et 7 filles) soit 18,5 % indiquent également avoir eu plus d'un partenaire sexuel.

**La non utilisation systématique du préservatif** est une autre caractéristique de la sexualité estudiantine. En effet, lors de leur dernier rapport sexuel, 54 % des jeunes, soit 59 % garçons contre 42 % filles, n'avaient pas utilisé un préservatif. Ces non utilisateurs se recrutent le plus souvent parmi les étudiants du premier cycle (graduat), dont 61 % de la Faculté de Droit et 43 % de la Faculté des Lettres. Ils se recrutent à 48 % dans le groupe d'âges de 20-24 ans où, comme nous l'avons observé, la sexualité aura été la plus intense au cours de trois derniers mois. Les adeptes d'une religion chrétienne ont constitué 51 %.

Ces statistiques indiquent que les filles ont moins utilisé le préservatif lors de leur dernier rapport sexuel que les garçons.

Pour les filles, les raisons de non utilisation du préservatif sont les suivantes : pour 39 %, il est question de prouver à son partenaire qu'on lui est fidèle et pour 18 % d'étudiantes, il faut éviter la diminution du plaisir sexuel.

L'utilisation du préservatif reste un grand problème auquel des solutions doivent être proposées pour lutter contre la propagation du VIH et autres IST dans le milieu des jeunes.

Cependant, avec les statistiques actuelles où 46 % des jeunes ont utilisé un préservatif, l'on doit parler d'une véritable révolution sachant que le taux d'utilisation du préservatif n'était encore que de 6 pour 100 il y a quelques années.

## 6. Conséquences de l'ignorance de la SR en matière d'IST et de VIH/sida

Une sexualité non protégée conduit aux IST et aux grossesses non désirées. En effet, près de 7 % d'étudiants sexuellement actifs ont déclaré avoir déjà contracté une IST autre que le VIH alors qu'environ quatre étudiants sur dix reconnaissent avoir été auteurs d'au moins d'une grossesse accidentelle. Ils auraient en outre poussé leur copine à avorter pour motif d'étude. Pour les tentatives d'avortement réussies, 53 %

d'avortements se seraient passés dans des Centres de santé et 27 % au domicile.

Toutes ces statistiques militent pour l'insertion des modules de santé de reproduction dans les programmes des cours à l'UNIKIN. Ceux-ci auront l'intérêt de lutter contre les conséquences néfastes d'une sexualité irresponsable chez des jeunes. Le Projet SRAJ-UNIKIN devra être en mesure de répondre aux besoins des étudiants en matière de santé de reproduction, autant sur le plan des connaissances que sur le plan d'accès aux infrastructures sanitaires et aux produits.

# CHAPITRE I : CONSIDÉRATIONS GÉNÉRALES : CONTEXTE, PROBLÉMATIQUE, OBJECTIFS ET MÉTHODOLOGIE DE L'ÉTUDE

## 1.1. Contexte de l'étude

L'étude sur les « Connaissances, Attitudes et Pratiques des Étudiants en matière de santé de la reproduction » dont nous présentons ci-après les résultats se situe dans le cadre d'un vaste Projet. Il s'agit du projet sur la " **Promotion de la Santé de la Reproduction des Adolescents et des Jeunes et Prévention du VIH/SIDA et des IST à l'Université de Kinshasa** " **(Projet ZAI/2/R/3-03) ».** Ce projet est mené par l'Université de Kinshasa avec l'appui financier du Fonds des Nations Unies pour la Population (UNFPA).

Le *Projet* ZAI2R3-03 poursuit la réalisation de plusieurs produits notamment : i) le développement des services et activités de SRAJ à l'UNIKIN ; ii) l'introduction des modules de santé sexuelle et santé de la reproduction y compris le VIH/SIDA et les IST et leur intégration dans les programmes de formation de certaines facultés[3] de l'UNIKIN ; iii) l'implantation d'une unité d'écoute et de services offrant aux étudiants de l'Université de Kinshasa des services SR de qualité comprenant la PF ; iv) le dépistage et la prise en charge des IST, le dépistage volontaire et confidentiel du VIH/SIDA, le counseling pré et post test et la référence mise en place.

Les informations à développer dans le cadre desdits modules porteront sur les aspects et les questions clefs de santé de la reproduction, la santé sexuelle y compris la prévention des IST/VIH/SIDA, des grossesses non désirées, des avortements provoqués et des violences fondées sur le sexe disponibles et

[3] Il s'agit entre autres des Facultés de Psychologie et Sciences de l'Éducation, de Médecine, de Pharmacie, des Sciences économiques et de gestion, des Sciences sociales, politiques et administratives.

accessibles aux étudiants et au personnel de l'Université pour l'adoption de comportements sexuels et reproductifs plus responsables contribuant à l'amélioration de la santé,

## 1.2. Justification de l'étude

Pour que les axes d'intervention de ce Projet soient adaptés et pour un choix judicieux de cours à intégrer dans les programmes de formation, il s'est avéré utile de procéder à une étude préalable de la population cible.

L'étude sur les **connaissances, attitudes et pratiques chez les étudiants** se justifie par la problématique et par les résultats des études sur l'Université. La problématique qu'elle pose et les résultats de certaines recherches militent pour un approfondissement des connaissances autour de la question.

### 1.2.1. Problématique

Le milieu universitaire congolais, de la jeunesse de sa population en plus de la précarité des conditions de vie et de l'acharnement de cette dernière à la réussite aux études à tout prix, est exposé aujourd'hui aux dangers que présentent des IST/VIH/SIDA, les avortements provoqués et autres problèmes de santé de la reproduction.

Parmi ces problèmes, Ngondo (2004) relève, en rapport avec l'activité sexuelle des étudiants, un faible taux d'utilisation du préservatif et son abandon progressif dans des relations avec l'ami ou l'amie qui devient régulier (e) ; la non-acceptation de l'initiative par la jeune fille de l'usage du préservatif ; la persistance des tabous en matière de la sexualité que l'homme n'accepte point de discuter avec sa partenaire ; les avortements provoqués qui demeurent encore fréquents.

Ces problèmes rendent donc les étudiants vulnérables des IST/VIH/SIDA et des grossesses accidentelles. Ainsi, outre les IST/VIH/SIDA auxquels ils sont exposés dans la pratique de leur sexualité, ils courent également beaucoup de risques des effets dus aux interruptions volontaires des grossesses. Cette situation est d'autant plus inquiétante dans la mesure où aucune politique spécifique n'est mise au point dans les milieux universitaires congolais en vue de promouvoir des comportements sexuels à moindres risques.

Comme c'est souvent le cas dans la population générale, il arrive aussi que des campagnes médiatiques ponctuelles dans le cadre de la lutte contre les IST/VIH/SIDA, de la promotion de la santé de la reproduction et de la sensibilisation sur la planification familiale soient organisées dans les milieux universitaires en vue d'encourager les étudiants à changer leurs comportements sexuels à risque. Sans minimiser leurs apports dans le changement des comportements des populations, notamment des étudiants, ces stratégies de sensibilisation médiatiques nécessitent d'être appuyées par une autre forme de sensibilisation plus élaborée et plus adaptée au milieu universitaire. Celle-ci pourrait être envisagée sous forme d'enseignements classiques, une sorte de prolongement du module d'éducation à la vie dispensée depuis la Cinquième année primaire jusqu'à la dernière année du cycle secondaire.

À la différence du module d'éducation à la vie, la sensibilisation des étudiants aux aspects de la SR ne pourrait être efficace que dans la mesure où elle se baserait sur des situations concrètes relatives à la vie sexuelle des étudiants et qui prévalent dans le milieu estudiantin.

C'est ainsi qu'il a été envisagé une étude d'état des lieux des connaissances, attitudes et pratiques des étudiants en rapport avec la SR avant toute conception des stratégies pour la lutte contre la propagation des IST/VIH/SIDA et la promotion de la SR s'inscrivant dans le cadre du Projet SRAJ-UNIKIN. La présente étude vise à identifier les besoins des étudiants en matière de PF, de lutte contre les IST/VIH/SIDA et des avortements provoqués et de ce fait envisager des pistes pour la satisfaction desdits besoins.

### 1.2.2. Revue de la littérature

Bon nombre de recherches ont été faites en République Démocratique du Congo au cours de dernières années chez les adolescents en matière de sexualité tant en milieux scolaires et universitaires qu'en milieux des jeunes non scolarisés (Bongwele, 1984 ; Mastaki 1994 ; Mpompo 1996 ; Ngondo 1997 ; Kayembe, 2000). Les résultats de ces études ne manquent pas de susciter des inquiétudes.

À Kinshasa, justement, la sexualité est jugée précoce avec un âge moyen à la première expérience sexuelle de dix-sept ans (MICS2, 2001), âge d'ailleurs plus tardif qu'à Kikwit où la moyenne est de 16,2 ans pour les garçons et de 16,7 ans pour les filles (Ngondo, 1997, 2004). Cette précocité de rapports sexuels allonge par ailleurs la durée d'activité sexuelle des jeunes lorsque l'on sait que l'âge au mariage est en train de reculer : 21,5 ans pour les filles (INS, 1984, p.14).

Cette longue période accroît le risque d'IST/VIH/SIDA et des grossesses préconjugales des jeunes à cause de la longue durée qui sépare le début de l'activité sexuelle et la concrétisation du mariage. Ainsi, à l'entrée au mariage et à l'issue de cette longue durée d'exposition aux rapports sexuels, les jeunes auraient connu plusieurs partenaires sexuels. En effet, pour ne considérer que l'adolescence, Kalambayi (2004b) constate auprès des jeunes de Kinshasa que deux jeunes sur dix avaient eu leur premier rapport sexuel avant quinze ans et sept sur dix entre quinze et dix-neuf ans. Or, d'après MICS2 (2001), en RDC, 51 %, 27 % et 22 % des jeunes filles âgées de 15-19 ans en 2001 avaient respectivement un partenaire sexuel, deux partenaires sexuels et trois partenaires sexuels et plus.

Cette activité sexuelle qui commence tôt, s'intensifie et se diversifie, s'explique par le modernisme, la suppression et l'affaiblissement des structures sociales qui jadis constituaient un soutien pour les filles, un relâchement des coutumes et des mœurs qui, malheureusement, n'ont pas été remplacées par un encadrement moderne conséquent (Ngondo, 1997).

Elle s'explique aussi par cette propension aux « amitiés *et copinages* » entre garçons et filles observés dans les milieux scolaires et estudiantins. Dans les écoles secondaires de Kikwit par exemple, Ngondo (2004) indique que les relations d'amitié entre garçons et filles, à titre de fiançailles ou de copinage, ont concerné 77 % de filles en 2004. Comme ci-dessus, cet auteur pense également que ces rapports sexuels sont l'expression de la crise économique que connaissent les ménages. Il estime que l'augmentation de frais scolaires rend les filles scolarisées particulièrement vulnérables et en fait des proies faciles des hommes sans foi ni loi. Car, pour des raisons aussi bien de gratification personnelle que d'impératifs financiers, certaines étudiantes en viennent à « vivre » avec deux ou trois partenaires à la fois.

Ce qui inquiète par ailleurs à propos de l'activité sexuelle des jeunes, c'est l'accroissement du risque d'IST/VIH/SIDA et des grossesses adolescentes à cause du faible taux d'utilisation du préservatif par les jeunes dans leur activité sexuelle. D'après Mbadu, (2000) moins de 10 % d'adolescents font usage du préservatif lors des rapports sexuels. Dans l'enquête MICS 2 (2001), seuls 10 % des filles âgées de 15-19 ans avaient utilisé un préservatif au dernier rapport sexuel occasionnel.

Dans cette perspective, les grossesses non désirées constituent des conséquences logiques d'une sexualité intense et non protégée chez les jeunes qui ignorent d'ailleurs tout sur processus de reproduction et les méthodes contraceptives modernes. À Kikwit par exemple, beaucoup d'adolescentes ignorent tout de la contraception. Elles déclarent connaître leur « cycle » et se fondent sur la conviction instinctive qu'elles ne peuvent pas « attraper » une « grossesse » parce que n'ayant des relations sexuelles que de manière épisodique. Dans cette ville, à peine, 6 % des adolescentes sexuellement actives ont déclaré utiliser une technique contraceptive moderne » (Ngondo, 1997).

Cette ignorance est notamment l'explication de l'importance des grossesses adolescentes à Kinshasa. Dans son étude sur le profil de la grossesse de l'adolescente, étude menée dans trois communes de Kinshasa, Piripiri (in presse) constate que 87,7 % des grossesses des adolescentes étaient non désirées. Cette proportion semble beaucoup plus élevée à Kinshasa qu'à Kikwit où, d'après Ngondo (2004), 43 % d'adolescentes de 16 à 19 ans sexuellement actives avaient avoué avoir déjà vécu au moins une grossesse. Considérant la forte intensité sexuelle des jeunes de cette ville outre leur ignorance et leur faible utilisation des méthodes contraceptives, cette proportion d'adolescentes ayant déjà été enceintes semble s'écarter de la réalité, car, d'après cet auteur, dans les conditions de scolarité, la très grosse majorité de grossesses aboutit à des avortements (66 % de conceptions déclarées). Ainsi, ces jeunes filles auraient peur de la stigmatisation si elles avouaient avoir été enceintes alors qu'elles n'ont pas mis au monde.

À propos des grossesses adolescentes et des avortements, Barashima (1996, p.54) situe à 26 % la proportion des filles de 15-19 ans ayant déjà vécu l'expérience d'une grossesse et à 16,2 % la proportion de celles ayant déjà subi un avortement chez les adolescentes scolarisées de Kinshasa-Est. Avec le temps, peut-être avec la dégradation des conditions de vie, ces deux phénomènes s'aggravent. En effet, d'après l'étude précitée de Piripiri sur le profil de la grossesse de l'adolescente (15-19 ans), deux grossesses sur cinq non désirées ont subi des tentatives d'avortement dont 70 % ont abouti tandis que 30 % devaient échouer.

Dans ces conditions, les jeunes ne sont pas à l'abri des conséquences des avortements provoqués à savoir : les hémorragies, la septicémie, la mort, la stérilité, la péritonite, la béance du col, la perforation utérine. À ce propos, Bongwele (1984) estime à 21 pour 1000 cas, le taux de mortalité maternelle de suite d'un avortement.

Ces tentatives d'avortement sont souvent justifiées par : la peur des parents, la peur d'une responsabilité précoce, la fuite de responsabilité de l'auteur, la sauvegarde de sa dignité et de celle de sa famille, le manque de moyens financiers pour assurer la maternité, la peur de voir sa chance de mariage se réduire, la peur que la grossesse entrave les études (Mastaki, 1994, p.25).

Comme on le voit, la gravité des conséquences de la sexualité irresponsable des jeunes est telle qu'il faut une implication énergique de tous : jeunes, parents, société civile, institutions étatiques, communauté internationale... dans la prévention desdites conséquences. C'est donc à ce titre que la communauté de l'Université de Kinshasa, avec l'appui de l'UNFPA, se lance dans la lutte contre les IST/VIH/SIDA et la prévention des grossesses non désirées auprès des étudiants de l'UNIKIN.

## 1.3. Objectifs de l'étude

### 1.3.1. Objectifs à long terme

L'étude actuelle sur « **les connaissances, attitudes et pratiques des étudiants de l'Université de Kinshasa en matière de santé de la reproduction, de prévention du VIH/SIDA et d'IST** » se place parmi les axes d'intervention proposés par le Projet SRAJ à l'Université de Kinshasa. Les objectifs généraux poursuivis par cette étude ne peuvent diverger de ceux poursuivis par le Projet global.

Elle a pour **objectif général** de permettre la constitution d'une base des données en vue, d'une part, de raffiner les variables clefs à combattre chez l'étudiant et de l'autre, d'évaluer l'impact du projet triennal sur les connaissances, attitudes et pratiques des étudiants en matière de santé de la reproduction et des IST/VIH/SIDA au terme de la période triennale de son exécution.

### 1.3.2. Objectifs spécifiques

De manière plus spécifique, l'étude vise à :

- décrire le profil socio-démographique et académique des étudiants ;
- évaluer les connaissances des étudiants selon leurs caractéristiques socio-démographiques, sur la santé de la reproduction et les IST/VIH/SIDA ;

- confronter les représentations aux pratiques sexuelles des étudiants à l'Université de Kinshasa ;
- relever les attitudes des étudiants vis-à-vis de la santé de la reproduction et les IST/VIH/SIDA ;
- évaluer la fréquence des comportements à risque d'infection sexuellement transmissible ou de grossesses non désirées ;
- rechercher les pratiques en matière de santé de la reproduction et de la lutte contre la propagation des IST/VIH/SIDA ;
- étudier les possibilités d'accès aux produits de lutte contre la propagation des IST/VIH/SIDA et aux soins ;

Les résultats de cette recherche contribueront à l'approfondissement des connaissances, des attitudes et des pratiques dans le domaine de la sexualité chez les adolescents de l'Université de Kinshasa. Ils aideront les gestionnaires des programmes nationaux à la conception des messages appropriés dans le domaine de la santé sexuelle et de la planification familiale. Ils permettront la mise en place des structures d'accueil pour des étudiants à problèmes de santé de la reproduction.

## 1.4. Hypothèses de travail

Au départ et en vue d'orienter l'analyse, la réflexion s'est donné les trois hypothèses suivantes :

1° les étudiants, tout sexe confondu, connaissent mieux le VIH/SIDA que les autres infections sexuellement transmissibles ;

2° la santé de la reproduction reste encore un domaine où la connaissance est à promouvoir tandis que les pratiques en rapport avec la santé de la reproduction auxquelles les étudiants font recours sont à risque ;

3° dans le milieu universitaire, de toute la gamme des produits utilisés par les étudiants pour la protection contre les conséquences de la sexualité irresponsable, le condom masculin est le produit le plus vulgarisé.

## 1.5. Données utilisees et méthodologie de leur recueil

Les statistiques exploitées dans cette étude proviennent d'une enquête par questionnaire réalisée auprès d'un échantillon par quotas de 1200 étudiants prélevés dans les dix Facultés que compte l'Université de Kinshasa.

### 1.5.1. Univers d'enquête

L'Université de Kinshasa (UNIKIN) est une institution publique d'enseignement supérieur. Fondée en 1956, elle est la première et la plus grande institution d'enseignement supérieur et universitaire et de recherche en République Démocratique du Congo. Elle renferme actuellement dix facultés qui organisent chacune des enseignements dans un domaine spécialisé des sciences comme indiqué au tableau 1.1 (première colonne) ci-après. La durée des études est, généralement de cinq ans, soit trois années de Graduat ou premier cycle et deux années de licence ou deuxième Cycle. L'Université organise aussi certains enseignements de niveau post-universitaire et divers centres de formation. L'étudiant accède à l'Université après six années d'école primaire et six années d'études secondaires sanctionnées par un Diplôme d'État. Au cours de l'année académique 2003-2004, l'Université de Kinshasa a totalisé une population de 22.101 étudiants inscrits.

### 1.5.2. Constitution et tirage de l'échantillon

Pour le choix des étudiants interrogés, l'étude est partie des effectifs, par faculté et par promotion. Pour l'année 2003-2004, le Service central d'Inscriptions estimait à 22.101, le nombre des étudiants supposés en règle, c'est-à-dire, ayant payé les frais de participation des parents aux cours (enseignements) et de minerval au moins pour une tranche[4]. Pour permettre le démarrage du Projet ZAI2R303 dont cette étude n'était qu'un des axes d'interventions et tenant compte des moyens disponibles, la taille de l'échantillon a été fixée, après réflexions, à 1200 étudiants au total sans distinction de Faculté, d'âge ou de sexe.

Il s'en est dégagé un taux de sondage de 5,4 %. L'échantillon de 1200 étudiants a été ensuite réparti par Faculté, par cycle et par année d'études en appliquant ce taux de sondage aux effectifs par faculté, par cycle et par promotion présentés par le Service central d'Inscriptions[5]. Les informations sur la répartition des étudiants de chaque faculté et promotion par sexe et par état matrimonial qui ont permis de raffiner les quotas ont été fournies par le Service central d'Inscription (Tableau 1.1).

Nous expliquons plus loin la méthode de choix physique de 1200 étudiants échantillonnés.

### 1.5.3. Choix physique d'étudiants interrogés

Munis des caractéristiques prédéfinies, un itinéraire et les lieux de rencontre des adolescents identifiés au préalable ont été affectés aux enquêteurs pour l'administration du questionnaire dans les dix facultés.

La proportion de la population à enquêter et les critères de choix des unités étant déterminés par les organisateurs, l'enquêteur a été laissé libre de choisir sur le terrain les étudiants correspondant au profil tracé et qu'il peut interroger[6]. Pour

---

[4] Ces frais devraient être payés en trois tranches.

[5] La taille de l'échantillon étant fixée à 1200 étudiants, il aurait été plus objectif de procéder à un tirage systématique des unités statistiques à partir des listes nominales des étudiants. Malheureusement, la manipulation de ces listes nominales s'est avérée onéreuse et peu aisée et par ailleurs, jusqu'à la fin de l'année académique, certains étudiants ne figuraient pas encore sur les listes officielles pour ne s'être pas encore acquittés des frais académiques.

[6] L'enquête par quotas est susceptible de certains biais : (1) le refus des étudiants abordés du fait que les voisins ne sont pas concernés ; (2) la difficulté de retrouver des étudiants répondant au profil prévu surtout lorsque le nombre de critères est

réduire cependant certains des biais de ce type d'enquête, il a été imposé certaines contraintes aux étudiants enquêteurs comme la désignation préalable des facultés, des classes, des promotions, de sexe, d'état matrimonial où devait s'effectuer un nombre donné d'enquêtes, la fixation préalable d'un itinéraire, l'interdiction de ne pas dépasser un nombre donné d'étudiants de sa faculté ou de sa province à interroger.

### 1.5.4. Collecte des données

La collecte sur le terrain a été menée en dix jours en raison de six questionnaires par jour et par enquêteur. Les interviews devaient avoir lieu dans les auditoires pendant les heures de pause ou dans les homes. Le questionnaire était remis à l'étudiant remplissant les conditions s'il donnait préalablement son accord.

Le questionnaire était auto-administré ou était rempli par l'enquêteur. Grâce à l'assistance des appariteurs, l'horaire de cours était connu d'avance par les enquêteurs qui fixaient ainsi leur programme.

Il fallait éviter que l questionnaire ne soit empli par un autre étudiant que celui qui était choisi. En outre, il fallait éviter qu'un étudiant ne puisse répondre plus d'une fois au cours de cette même enquête.

---

important ; (3) la possibilité que l'étudiant enquêteur ne choisisse que des personnes qui lui sont familières (de son entourage) ou des individus qui lui sont sympathiques ; (4) la possibilité que l'enquêteur se laisse influencer, positivement ou négativement, par l'une ou l'autre caractéristique des personnes à interroger : ouverture d'esprit, aspect physique, sexe, etc.

*Tableau 1.1. : Répartition de l'échantillon par quotas en faculté, cycle et par promotion.*

| Faculté | Prépolytechnique | G1 | G2 | G3 | PL | L1 et D1 | L2 et D2 | D3 | Total |
|---|---|---|---|---|---|---|---|---|---|
| Droit | | 89 | 72 | 61 | | 62 | 65 | | **349** |
| Lettres | | 9 | 15 | 10 | 1 | 5 | 3 | | **43** |
| Médecine | | 152 | 39 | 42 | | 30 | 45 | 9 | **317** |
| Pharmacie | | 10 | 5 | 3 | | 3 | 4 | | **25** |
| Polytechnique | 5 | 10 | 4 | 3 | | 2 | 3 | | **27** |
| Psychologie | | 6 | 6 | 7 | | 5 | 4 | | **28** |
| Sciences | 2 | 11 | 19 | 12 | | 7 | 10 | | **61** |
| Agronomie | | 11 | 10 | 8 | | 7 | 5 | | **41** |
| Économie | | 38 | 23 | 21 | 2 | 25 | 40 | | **149** |
| SSPA | | 37 | 31 | 38 | | 28 | 26 | | **160** |
| **Total** | **7** | **373** | **224** | **205** | **3** | **174** | **205** | **9** | **1200** |

*Source : Enquête CAP Etudiants/Unikin (2004)*

### 1.5.5. Sélection et formation des enquêteurs

Les vingt enquêteurs, dont quatre de sexe féminin, étaient tous de niveau d'instruction supérieur, tous de nationalité congolaise. Ils devaient justifier d'une expérience de participation à au moins une enquête par questionnaire. Ils ont fait l'objet d'une formation de trois jours en six sessions qui se présentaient en deux formes. Une forme technique était destinée à la familiarisation avec le questionnaire et les modalités pratiques de la réalisation de l'enquête par questionnaire.

La seconde partie de la formation avait une visée psychologique. Elle a consisté à des séances de simulation de l'administration dudit questionnaire entre les membres de l'équipe des enquêteurs. Elle a porté également sur des notions de respect de la confidentialité, de tolérance, et de non-jugement.

### 1.5.6. Présentation du questionnaire

Afin de saisir les variables relatives aux connaissances, attitudes et pratiques des étudiants vis-à-vis de la santé de reproduction et les IST/VIH/SIDA, les modules suivants ont été retenus pour entrer dans le questionnaire[7] :

| | | |
|---|---|---|
| Module I | : | Histoire sexuelle de l'étudiant(e) |
| Module II | : | Connaissances des étudiants sur la santé de la reproduction et les IST/VIH/SIDA |
| Module III | : | Attitudes des étudiants sur la santé de la reproduction et les IST/VIH/SIDA |
| Module IV | : | Pratiques des étudiants en matière de santé de la reproduction et des IST/VIH/SIDA |
| Module V | : | État de disponibilité des services de santé de la reproduction et de lutte contre les IST/VIH/SIDA |

Mais avant l'introduction du premier module, il sera procédé à l'identification de l'étudiant par des questions portant sur ses caractéristiques individuelles ainsi que sur celles de ses parents ou tuteurs. Cependant, le questionnaire ne s'appesantit pas suffisamment sur les caractéristiques des parents comme la survie de ces derniers qui auraient pu rendre certains comportements des enfants plus explicatifs.

La technique des questions fermées a été utilisée en raison des contraintes de délais liés au calendrier de la scolarité. Elle facilite le remplissage des questionnaires et l'exploitation des données même si la précaution d'élargir l'éventail des modalités a été prise. Le recours à des questions fermées dans une enquête focalisée sur le comportement entraîne nécessairement des pertes d'informations qui auraient pu probablement être rattrapées au cours des discussions de groupes.

## 1.6. Traitement des données

Les données collectées ont fait l'objet d'une vérification manuelle avant qu'elles soient saisies sur EPI-INFO. Elles ont été

---

[7] Le questionnaire se trouve en annexe.

ensuite transférées sur SPSS pour le tirage des tableaux des fréquences et le dégagement des indicateurs pour lesquels l'enquête est initiée.

## 1.7. Évaluation de la qualité des données

Après la saisie, les données ont été nettoyées en confrontant les valeurs aberrantes du fichier aux chiffres encodés dans les questionnaires.

L'évaluation de la qualité des données a porté respectivement sur la déclaration des âges des enquêtés, des âges au premier rapport sexuel et sur la complétude des informations fournies.

À cause probablement, du niveau élevé d'instruction des enquêteurs et des enquêtés, les différents types d'âges ont, non seulement été complètement déclarés mais semblent également avoir été exactement déclarés.

Après nettoyage du fichier, l'exploration de chaque variable de l'étude révèle très peu de cas (mois de 2 %) de non déclaration de l'information à l'exception des cas relatifs à « sans objet » ou « ne sais pas » (déjà prévus dans le questionnaire). Ces dernières réponses ont été également très peu fournies.

Une seule insuffisance à déplorer dans cette étude reste méthodologique. Comme souligné au point 5.4 en rapport avec la collecte des données, l'approche adoptée pour la constitution de l'échantillon, c'est-à-dire, la méthode par quotas n'a pas scrupuleusement été appliquée par les enquêteurs et les superviseurs. Ceci se traduit par des écarts parfois importants entre les effectifs prévus par faculté et par promotions (tableau 1.1 ci-dessus) et ceux réellement enquêtés (tableau 1.2 ci-dessous).

***Tableau 1.2. Répartition des étudiants réellement enquêtés par faculté et par promotion***

| Faculté actuelle de l'enquêté(e) | Promotion actuelle de l'enquêté | | | | | Total |
|---|---|---|---|---|---|---|
| | Premier Graduat | Deuxième Graduat | Troisième Graduat et Pré-licence | Première Licence et équivalent | Deuxième Licence et équivalent | |
| DROIT | 118 | 131 | 61 | 81 | 50 | 441 |
| LETTRES | 19 | 6 | 7 | 4 | 5 | 41 |
| MÉDECINE | 88 | 2 | 37 | 32 | 56 | 215 |
| PHARMACIE | 11 | 5 | 10 | 5 | | 31 |
| POLYTECHNIQUE | 16 | 4 | 3 | 3 | 3 | 29 |
| PSYCHOLOGIE | 4 | 7 | 7 | 6 | 5 | 29 |
| SCIENCES | 9 | 18 | 10 | 11 | 5 | 53 |
| AGRONOMIE | 13 | 11 | 9 | 5 | 5 | 43 |
| ÉCONOMIE | 38 | 24 | 16 | 12 | 40 | 130 |
| SSPA | 42 | 31 | 43 | 47 | 25 | 188 |
| **Total** | **358** | **239** | **203** | **206** | **194** | **1200** |

*Source : Enquête CAP Etudiants/Unikin (2004)*

La confrontation de ces deux tableaux révèle d'écarts considérables entre la prévision et la réalisation au niveau des facultés traditionnellement « populeuses » de l'Unikin à savoir, les facultés de Droit, Médecine, Sciences sociales, politiques et administratives notamment. Le graphique 1.1 et 1.2 ci-après traduisent globalement ces écarts globaux au niveau des facultés et au niveau des promotions.

*Graphique 1.1. Répartition des effectifs d'étudiants à enquêter et ceux réellement enquêtés par faculté*

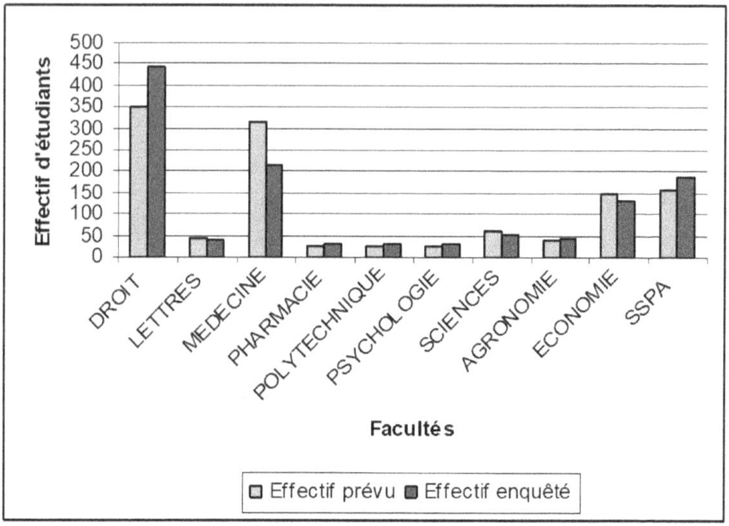


*Source : Enquête CAP Etudiants/Unikin (2004)*

La constitution de l'échantillon prévoyait d'enquêter 349 étudiants, 317 en Médecine, 160 en sciences sociales, politiques et administratives… 373 en premier graduat (G1), 205 en troisième graduat (G3)… À l'issue de la collecte, 441 étudiants ont été enquêtés en droit soit un dépassement de 92 étudiants. Il a été ainsi observé un dépassement de 102 étudiants en Médecine et un déficit de 18 étudiants en Sciences sociales, politiques et administratives.

Par rapport aux promotions, les préparatoires au graduat ont été notamment omis. D'une manière générale, la constitution de l'échantillon prévoyait d'enquêter auprès de 66,8 % (802) d'étudiants du premier cycle et 33,2 % (388) du second cycle. Les données après la collecte indiquent que 65,8 % soit 790 étudiants ont été dénombrés au premier cycle soit une sous-estimation de 3 %.

*Graphique 1.2. Répartition des effectifs d'étudiants à enquêter et ceux effectivement enquêtés par promotion*

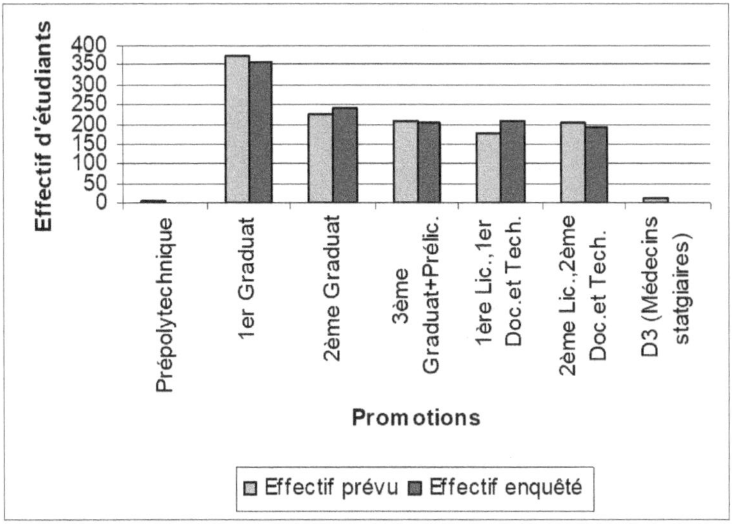


*Source : Enquête CAP Etudiants/Unikin (2004)*

## Conclusion partielle

Dans ses axes d'intervention et pour plus d'efficacité, le Projet ZAI/2/R/3-03 d'assistance du Fonds des Nations Unies pour la Population prévoyait une étude initiale des comportements des étudiants de l'Université de Kinshasa en matière de santé de la reproduction. Pour que les résultats de cette étude traduisent la réalité, il a fallu mettre un accent sur la consistance de la méthode de choix des étudiants à interroger et dans la collecte des données devant renseigner sur les comportements des étudiants.

Toutes les étapes d'une étude de type CAP ont été scrupuleusement respectées depuis l'explicitation du thème, la problématique, la revue de la littérature jusqu'à la collecte, au traitement et à l'analyse des données en passant par la fixation des objectifs et le choix des unités à interroger. Dans le cas présent, un échantillon par quotas nos a semblé le mieux indiqué. Toutes les garanties ont été prises pour que les résultats déduits de cette étude se rapprochent le plus possible des comportements des étudiants que le Projet ZAI/2/R/3-03 se propose de corriger.

# CHAPITRE II : CARACTÉRISTIQUES SOCIODÉMOGRAPHIQUES DES ÉTUDIANTS ENQUÊTÉS

## Introduction

Après avoir décrit dans le chapitre précédent la méthodologie de l'étude (chapitre I) et avant de présenter les résultats de l'étude (chapitre III), nous présentons dans ce deuxième chapitre, les principales caractéristiques socio-démographiques des enquêtés.

En effet, un des objectifs de cette étude est de dégager le profil académique et socio-démographique des étudiants. La finalité étant d'évaluer les connaissances, attitudes et comportements de ces derniers en vue d'élaborer, au niveau de l'UNIKIN, des stratégies susceptibles d'induire dans leur chef des comportements sexuels à moindre risque d'IST/VIH/SIDA ainsi que des grossesses accidentelles.

Pour dégager ledit profil, deux groupes de variables ont été envisagés. Celles-ci sont d'ordre scolaire et académique d'une part et socio-démographique d'autre part. Les variables du premier groupe permettent de rendre à la fois compte, même indirectement, à partir de leurs études secondaires et de leurs facultés d'études à l'UNIKIN, de certains acquis en matière de la SR.

## 2.1. Profil socio-academique des étudiants

Trois variables dont deux académiques et une scolaire ont été retenues outre le sexe pour décrire le profil socio-académique des étudiants enquêtés. Il s'agit de la faculté fréquentée par l'étudiant au moment de l'enquête ; le niveau d'étude de ce dernier au moment de l'interview et l'option/section suivie au secondaire.

La faiblesse de l'effectif de l'échantillon (1200) ne permet pas une analyse stratifiée très poussée à la hauteur de la stratification des structures d'enseignement de l'UNIKIN, c'est-à-dire, d'après les facultés, les départements, les promotions et les options. Pour cette raison, l'analyse du profil au niveau académique ne tiendra compte de la faculté et du cycle d'études ou regroupement des promotions (tableau 2.1).

### 2.1.1. Les étudiants enquêtés et les facultés fréquentées à l'UNIKIN

Comme déjà indiqué, l'échantillon de cette étude n'est pas aléatoire et donc non représentatif. Qu'à cela ne tienne, l'examen de l'échantillon d'après les facultés fréquentées et le sexe des étudiants révèle deux grandes tendances :

#### a) Une attirance pour les Facultés de Droit, Médecine, Sciences sociales, politiques et administratives et d'Économie

Le graphique 1.1 de la section 7 (chapitre 1) compare les effectifs d'étudiants à échantillonner par quotas selon les facultés à ceux effectivement échantillonnés. Ces quotas étaient fixés proportionnellement à l'effectif d'étudiants dans chaque faculté. Sur cette base, il y a lieu de penser que les facultés populeuses de l'UNIKIN seraient respectivement celles de Droit, de Médecine, des Sciences sociales, politiques et administratives et des sciences économiques. Malgré le non-respect des quotas prévus pour l'échantillonnage[8], ce dernier ordre d'importance démographique des facultés se trouve respecté dans l'échantillonné effectivement constitué (tableau 2.1).

[8] Biais que nous avons déploré dans l'évaluation de la qualité des données.

*Tableau 2.1. Répartition (%) des étudiants enquêtés d'après les facultés fréquentées au moment de l'enquête et selon le sexe*

| Faculté d'étude de l'enquêté | Sexe de l'enquêté | | Total |
|---|---|---|---|
| | Masculin | Féminin | |
| DROIT | 35,9 | 37,8 | **36,8** |
| LETTRES | 1,8 | 5,5 | **3,4** |
| MÉDECINE | 17,6 | 18,3 | **17,9** |
| PHARMACIE | 2,7 | 2,5 | **2,6** |
| POLYTECHNIQUE | 4,0 | 0,4 | **2,4** |
| PSYCHOLOGIE | 2,5 | 2,3 | **2,4** |
| SCIENCES | 4,0 | 4,9 | **4,4** |
| AGRONOMIE | 4,9 | 1,9 | **3,6** |
| ÉCONOMIE | 9,7 | 12,3 | **10,8** |
| SSPA | 16,8 | 14,2 | **15,7** |
| **Total** | **100 (671)** | **100 (529)** | **100 (1200)** |

*Source : Enquête CAP Etudiants/Unikin (2004).*

D'après ce tableau, la faculté de Droit vient en tête avec près de 37 % d'étudiants. Elle est suivie respectivement par la Médecine (18 %), les sciences sociales (16 %) et les Sciences économiques (11 %).

Au-delà de cet ordre presque traditionnel se dévoile une autre caractéristique relative à l'orientation dans les facultés qui révèle une préférence par rapport au sexe.

#### b) Surreprésentation des filles en Lettres, des garçons en polytechnique et en agronomie

Prises isolement, certaines facultés d'enseignement de l'UNIKIN auraient un déséquilibre en terme de sexe des étudiants alors que d'autres accuseraient la parité homme-femme. D'après le graphique 2.1 ci-dessous, les facultés des Lettres, Polytechnique et d'Agronomie se trouveraient dans le premier cas. Ces deux dernières facultés semblent attirer plus la population masculine que la première. La Polytechnique compterait environ 93 % d'étudiants et l'Agronomie 77 % contre 71 % d'étudiantes en Lettres.

*Graphique 2.1. Proportion (%) des étudiants enquêtés dans chaque faculté selon leur sexe*

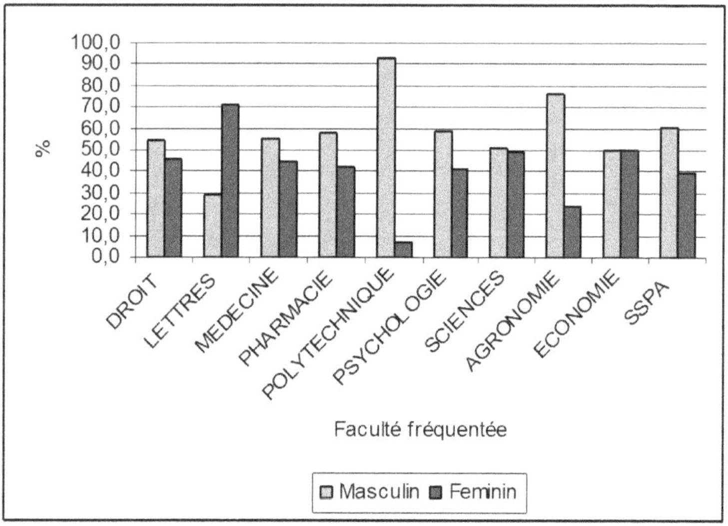


*Source : Enquête CAP Etudiants/Unikin (2004).*

Les orientations choisies et suivies à l'UNIKIN par les étudiants enquêtés semblent se démarquer, pour plusieurs de leurs options suivies aux humanités (deuxième cycle).

### 2.1.2. Option ou section suivie aux humanités et facultés d'études à l'UNIKIN : une déconnexion entre le passé et le présent !

La plupart des étudiants enquêtés (41 % soit 46 % des garçons et 35 % des filles) avaient fait des études scientifiques qui sont généralement vers les mathématiques-physiques ou la biochimie. Les autres options à savoir : littéraire, commerciale et pédagogie générale ont été suivies par respectivement 20 %, 19 % et 15 % d'enquêtés. Les Humanités commerciales semblent avoir attiré plus des filles que des garçons comme c'est aussi le cas avec les Humanités sociales. Ces dernières sont, avec les humanités techniques, les moins attrayantes. Les Humanités sociales n'avaient pu attirer qu'environ 2 % d'étudiants comme les Humanités techniques qui n'avaient intéressé que 3 % (tableau 2.2).

***Tableau 2.2. Répartition des enquêtés selon l'option / section suivie aux secondaires et selon le sexe***

| **Option/Section suivie au secondaire** | **Sexe** | | **Total** |
|---|---|---|---|
| | **Masculin** | **Féminin** | |
| **Scientifique** | 45,7 | 34,6 | 40,8 |
| Littéraire | 18,8 | 20,6 | 19,6 |
| Commerciale | 12,7 | 26,5 | 18,8 |
| Technique | 4,5 | 1,5 | 3,2 |
| Pédagogie générale | 15,5 | 15,1 | 15,3 |
| Sociales | 2,8 | 1,7 | 2,3 |
| **Total** | **100 (670)** | **100 (529)** | **100 (1199)** |

*Source : Enquête CAP Etudiants/Unikin (2004)*

La tradition postule que les humanités scientifiques conduisent les candidats qui avaient opté pour l'option biochimie en médecine et l'option mathématique-physique en polytechnique ou autres options de la faculté des sciences notamment la chimie, la physique ou la mathématique.

D'après le tableau 2.3 ci-dessous, les étudiants ayant fait des humanités scientifiques sont plus attirés par la médecine (37 %), le droit (16 %), les sciences sociales (10 %). Le premier choix des étudiants ayant fait les humanités littéraires n'est pas la faculté des Lettres, mais celle de Droit qui est optée par 72 % contre à peine 6 % en Lettres. Outre le Droit, le deuxième choix des candidats de formation gréco-latine (littéraire) est la faculté des Sciences sociales (13 %). Cette faculté, une des facultés populeuses de l'UNIKIN n'est jamais choisie en premier.

Elle est le plus souvent le deuxième choix des lauréats des humanités littéraires, technique, pédagogie et sociales.

*Tableau 2.3. Répartition des étudiants enquêtés selon les facultés d'études à l'UNIKIN et selon leurs sections/options suivies aux humanités*

| Faculté/Section actuelle | Section suivie au secondaire | | | | | | Total |
|---|---|---|---|---|---|---|---|
| | Scientifique | Littéraire | Commerciale | Technique | Pédagogie | Sociales | |
| DROIT | 16,2 | 72,3 | 36,9 | 10,5 | 50,0 | 46,4 | **36,8** |
| LETTRES | 2,0 | 5,5 | 3,1 | 5,3 | 4,3 | 3,6 | **3,4** |
| MÉDECINE | 37,0 | 7,2 | 1,8 | 7,9 | 4,9 | 3,6 | **17,9** |
| PHARMACIE | 6,1 | | | | 0,5 | | **2,6** |
| POLYTECHNIQUE | 4,7 | | | 15,8 | | | **2,4** |
| PSYCHOLOGIE | 0,6 | 0,4 | 1,3 | 2,6 | 10,9 | 3,6 | **2,4** |
| SCIENCES | 8,4 | 0,4 | 1,8 | 7,9 | 2,2 | | **4,4** |
| AGRONOMIE | 6,3 | | | 31,6 | | | **3,6** |
| ÉCONOMIE | 8,2 | 0,9 | 32,9 | 2,6 | 5,4 | 10,7 | **10,8** |
| SSPA | 10,4 | 13,2 | 22,2 | 15,8 | 21,7 | 32,1 | **15,6** |
| Total | 100 (489) | 100 (235) | 100 (235) | 100 (38) | 100 (184) | 100 (28) | 100 (1199) |

*Source : Enquête CAP Etudiants/Unikin (2004)*

Ainsi, la prise en compte d'une part, des origines scolaires et des orientations (facultés) actuelles des étudiants et d'autre part de leur exposition dans le passé comme dans le présent aux aspects ou notions de la SR dans le cadre de leur formation scolaire et/ou universitaire serait un critère important pour l'évaluation de leurs connaissances, attitudes et pratiques en rapport avec la sexualité responsable. L'ensemble de ces éléments guiderait aussi dans la conception de la stratégie d'inclusion des modules de la SR dans les programmes.

Compte tenu de leurs origines scolaires diversifiées, certains étudiants, les plus jeunes auraient suivi quelques modules d'éducation à la vie devenus obligatoires dans l'enseignement primaire depuis la fin des années 1990 en plus des notions acquises dans le cadre du cours de biologie. L'on sait aussi que ce cours n'est pas de développé de la même manière dans toutes les options ou sections aux humanités. Lui seul ne suffit donc pas à mieux renseigner les élèves sur les IST/VIH/SIDA et les grossesses adolescentes.

Dans tous les cas, les stratégies à adopter devraient également tenir compte de l'importance démographique des étudiants dans les différents cycles (graduat ou licence) ce qui permettrait d'atteindre la grande majorité d'étudiants.

### 2.1.3. UNIKIN : Un premier cycle surreprésenté et qui se féminise

La ventilation des données de la présente étude d'après le niveau d'étude en terme de cycle et de sexe des étudiants enquêtés révèle globalement une surreprésentation des étudiants du premier cycle (sept sur dix) dans l'échantillon. Par rapport au sexe, les filles sont majoritaires au premier cycle que les garçons dans un rapport de 71 % contre 63 % (tableau 2.4).

***Tableau 2.4: Répartition des étudiants enquêtés selon le cycle (niveau d'études) et le sexe***

| Promotions | Sexe | | Total |
|---|---|---|---|
| | **Masculin** | **Féminin** | |
| Premier cycle | 63,0 | 71,3 | **66,7** |
| Second cycle | 36,7 | 28,2 | **32,9** |
| Non définie | 0,3 | 0,6 | **0,4** |
| **Total** | **100 671)** | **100 (529)** | **100 (1200)** |

*Source : Enquête CAP Etudiants/Unikin (2004)*

Mais qu'en est-il des notions relatives à SR dans les facultés d'enseignement à l'UNIKIN ?

### 2.1.4. La SR et les facultés d'enseignement à l'UNIKIN : notions éparses et non structurées

Par rapport à la santé de la reproduction ou aux aspects qu'elle aborde, les dix facultés que compte l'UNIKIN peuvent être regroupées en deux blocs. Le premier bloc très proche de la SR est celui des sciences sociales et humaines. Celui comprendrait six facultés à savoir : Sciences sociales, politiques et administratives ; Sciences économiques et de gestion ; Droit ; Médecine ; pharmacie ; Psychologie et Sciences de l'Éducation ; et Médecine. Ce groupe des facultés comprend près de 86 % d'étudiants enquêtés (tableau 2.1). Les enseignements dispensés dans ce groupe sont de nature à imprimer aux étudiants une certaine ouverture d'esprit aux différents faits sociaux et peuvent constituer un prérequis pour l'introduction du module sur la SR dans les programmes universitaires. Ce qui faciliterait l'assimilation de nouvelles connaissances en matière de santé de reproduction et VIH/SIDA de la part de ces étudiants.

L'on sait en effet que la santé de la reproduction « est un concept nouveau aux réalités anciennes » (Ngondo et Kalambayi, 2003) et relève d'un domaine très vaste. Elle va de la biologie à la sociologie en passant par la santé publique (l'environnement). Qu'il s'agisse des facultés proches des sciences sociales ou des sciences « dures », en lisant les intitulés des cours des différentes facultés à l'UNIKIN, l'on se rend compte que les notions de la santé de la reproduction sont étudiées dans bon nombre de facultés sans qu'on s'en aperçoive.

Dans ce second bloc des facultés tournées vers la littérature et les sciences pures (sciences « dures ») à savoir : Lettres ; polytechnique ; agronomie et sciences, les aspects relatifs à la SR y sont très peu (dans le cadre du cours de biologie par exemple) ou pas abordés (polytechnique par exemple). Sauf le contraire et en attendant de le vérifier au chapitre III (indirectement à travers les connaissances, attitudes et comportements en rapport avec la sexualité responsable), les étudiants de ces facultés pourraient être moins renseignés dans le domaine de la SR à partir des matières enseignées.

Avant d'analyser les aspects CAP, quelles sont les autres caractéristiques socio-démographiques de ces étudiants ?

## 2.2. Profil socio-demographique des étudiants

Outre le profil socio-académique, l'étude s'est également intéressée à aux caractéristiques socio-démographiques des étudiants enquêtés. Celles-ci sont traduites par les variables suivantes : i) âge des enquêtés ; ii) état matrimonial des étudiants ; iii) religion d'origine ou antérieure ; iv) religion déclarée au moment de l'enquête ; v) activité principale et iv) activité secondaire des étudiants enquêtés.

### 2.2.1. Une population majoritairement jeune-adulte et principalement célibataire

L'âge légal de fin des études secondaires en RDC est de dix-huit ans, ce qui suppose que les études universitaires commencent normalement à partir de dix-neuf ans. Les données du tableau 2.5 ci-dessous font penser à un accès tardif à l'Université, car, à peine 3 % d'enquêtés se trouvent être âgés de 15-19 ans d'une part et la majorité (48 %) des enquêtés qui sont d'ailleurs du premier cycle sont âgés de vingt à vingt-quatre ans, d'autre part. Plusieurs facteurs sont à la base de l'accès tardif à l'université, retard qui est généralement pris soit à l'école primaire, soit au niveau du cycle de secondaire à cause notamment de redoublement ou des interruptions.

***Tableau 2.5. Proportion (%) des enquêtés suivant le groupe d'âges révolus et suivant le sexe***

| Groupe d'âges révolus | Sexe | | Total |
|---|---|---|---|
| | Masculin | Féminin | |
| 15-19 ans | 1,9 | 4,5 | **3,1** |
| 20-24 ans | 38,0 | 61,1 | **48,2** |
| 25-29 ans | 44,8 | 28,2 | **37,4** |
| 30 ans et plus | 15,3 | 6,2 | **11,3** |
| **Total** | **100 (668)** | **100 (529)** | **100 (1197)** |

*Source : Enquête CAP Etudiants/ Unikin (2004)*

Légalement, le système éducatif congolais autorise trois redoublements (MICS2, 2001). Ces redoublements sont notamment occasionnés par les abandons scolaires et/ou les interruptions provisoires à cause entre autres du manque des frais scolaires comme c'est le cas à Kinshasa d'après MICS2 (2001).

Outre le retard d'accès à l'université et le manque des frais des scolaires à la base des redoublements et d'abandons scolaires, d'autres facteurs s'ajoutent au niveau supérieur et universitaire et retiennent encore longtemps les jeunes congolais sur le banc scolaire. Il s'agit notamment de l'élasticité des années académiques (à l'UNIKIN) et les difficultés financières. L'accumulation de ces facteurs en plus des redoublements à l'université serait la principale explication du « vieillissement de la population estudiantine de l'UNIKIN. N'eût été ces facteurs et d'autres encore non épinglés ici, logiquement, on ne devrait pas trouver une si forte proportion (46 %) d'étudiants âgés de 25-29 ans au premier cycle, encore moins au deuxième cycle (53 %) (Tableau 2.6).

***Tableau 2.6. Répartition des étudiants enquêtés selon l'âge et le cycle d'études à l'UNIKIN***

| Groupes d'âge | Cycle d'études à l'UNIKIN | | | Total |
|---|---|---|---|---|
| | **Premier cycle** | **Second cycle** | **Non définie** | |
| 15-19 ans | 100,0 | | | **100 (37)** |
| 20-24 ans | 90,6 | 8,8 | 0,5 | **100 (577)** |
| 25-29 ans | 46,4 | 53,1 | 0,4 | **100 (448)** |
| 30 ans et plus | 23,7 | 76,3 | | **100 (135)** |
| **Total** | **66,8 (800)** | **32,7 (392)** | **0,4 (5)** | **100 (1197)** |

*Source : Enquête CAP Etudiants/Unikin (2004)*

Cette population qui « vieillit » à l'UNIKIN et qui a déjà l'âge de la majorité légale est par ailleurs majoritairement célibataire (97 %). On peut penser que, faute de mariage, certains étudiants (près de 39) chercheraient à assouvir leurs besoins (comme nous le verrons au chapitre III) dans le cadre des relations amoureuses du genre « copinage » et/ou fiançailles (tableau 2.7.).

***Tableau 2.7. Proportion (%) des enquêtés selon l'état matrimonial et selon le Sexe*** [9]

| État matrimonial | Sexe | | Total |
|---|---|---|---|
| | Masculin | Féminin | |
| Célibataire : | | | |
| - avec fiancé(e) | 6,9 | 16,6 | 11,2 |
| - avec copain (copine) | 29,5 | 25,0 | 27,5 |
| - sans fiancé(e) ni copain (copine) | 61,0 | 55,2 | 58,4 |
| Marié(e) | 2,4 | 2,8 | 2,6 |
| Divorcé(e) | - | 0,2 | 0,1 |
| Unis de fait | 0,3 | - | 0,2 |
| Veuf (ve) | | 0,2 | 0,1 |
| **Total** | **100 (671)** | **100 (529)** | **100 (1200)** |

*Source : Enquête CAP Etudiants/Unikin (2004)*

Un tel état matrimonial, vu l'âge de ces étudiants pourrait être un grand facteur d'exposition au risque d'une sexualité irresponsable. Ce risque peut cependant être évité si les concernés ont une grande pratique religieuse dans la mesure où la plupart de religions prônent l'abstinence sexuelle, un des grands principes de la sexualité responsable.

### 2.2.2. Une population estudiantine entièrement religieuse et dépeuplant les églises traditionnelles pour des églises de réveil

On assiste depuis le début des années 1990 (démocratisation de la vie politique en RDC) à un important développement des églises dites de réveil dans tout le pays. Ces églises généralement animées par les jeunes générations recrutent principale-

[9] Certains effectifs de cette variable sont certainement faibles. Ce qui est intéressant, ce sont les informations qu'on peut en tirer.

ment des jeunes-adultes notamment les étudiants (Devey, 2004). Ce mouvement s'est également répandu sur le campus de l'UNIKIN. On observe souvent dans ce milieu, aux heures de pauses (12h30 à 14h00) ou après les cours (à partir de18 heures), plusieurs regroupements d'étudiants, en plein air et en séances de prières. Ces courants religieux se réclament d'églises de réveil couramment dénommés : ministères ou assemblées. Ils recrutent généralement leurs fidèles parmi les adeptes des anciennes religions chrétiennes à savoir : catholique et protestant.

L'exploration de la religion des étudiants enquêtés semble refléter ce qui vient d'être dit, c'est-à-dire, une forte religiosité (parfois plus déclarative que pratiquante) et une mobilité religieuse des églises traditionnelles vers les églises de réveil. Il se dégage, en effet, du tableau 2.8 ci-après que tous les enquêtés ont déclarés être croyants. La confrontation des religions actuelles aux religions antérieures indique un effritement des proportions des membres de l'Église catholique. De 76 % antérieurement, l'Église catholique est passée à 47 % des membres parmi les enquêtés. Pendant ce temps, les autres églises chrétiennes et surtout les églises de réveil s'agrandissaient en fidèles. Elles sont passées de 4 % et 5 % à respectivement 12 % et 21 %. Contrairement à l'Église catholique qui se dépeuple, l'Église protestante elle, comme les Églises de réveil, semble inspirer encore un de confiance aux étudiants, car, ses membres sont passés de 14 % à 18 %.

*Tableau 2.8. Répartition des enquêtés selon les religions antérieures et actuelles*

| Religion d'origine | Sexe | | Total |
|---|---|---|---|
| | **Masculin** | **Féminin** | |
| Catholique | 74,5 | 77,2 | 75,7 |
| Protestante | 15,2 | 11,8 | 13,7 |
| Kimbanguiste | 1,2 | 1,1 | 1,2 |
| Autres religions chrétiennes | 3,6 | 4,4 | 3,9 |
| Groupe de réveil | 4,7 | 4,7 | 4,7 |
| Autres religions non chrétiennes | 0,9 | 0,8 | 0,8 |
| **Total** | **100 (666)** | **100 (527)** | **100 (1193)** |
| **Religion actuelle** | | | |
| Catholique | 44,4 | 49,9 | 46,8 |
| Protestante | 18,6 | 17,0 | 17,9 |
| Kimbanguiste | 1,5 | 1,1 | 1,3 |
| Autres religions chrétiennes | 11,5 | 12,1 | 11,8 |
| Groupe de réveil | 21,5 | 19,3 | 20,5 |
| Autres religions non chrétiennes | 2,5 | 0,6 | 1,7 |
| **Total** | **100 (671)** | **100 (529)** | **100 (1200)** |

*Source : Enquête CAP Etudiants/Unikin (2004).*

Les motifs de cette mobilité religieuse des étudiants n'ont pas été saisis dans cette étude. Devey (2004) pense que l'adhésion massive à ces nouveaux courants religieux vise notamment la recherche de nouvelles façons d'être et de vivre. Cette nouvelle façon de vivre ne peut-elle pas être de l'abstinence sexuelle pour les célibataires dans le cadre d'une pratique rigoureuse de la religion ?

Outre le comportement sexuel qu'elles modèlent, les religions semblent procurer aussi aux adeptes, par la prière ou autrement du travail. Comme Devey (2004), Shomba (2004) note à ce sujet qu'à Kinshasa, l'église est une boutique. Ceci nous pousse de vérifier si les étudiants enquêtés exercent ou non d'autres activités en plus de leurs occupations académiques.

### 2.2.3. Activité secondaire des enquêtés : de plus en plus de petits boulots dans l'informel

C'est depuis la fin des années 1980 que l'État congolais n'octroie plus de bourses aux étudiants de l'enseignement supérieur et universitaire. L'aggravation de la crise créée par la destruction de l'outil économique par les pillages des années 1991 et 1993 a enclenché une diversité d'activités dans le secteur informel. Toutes les couches de la population congolaise se retrouvent dans cette débrouillardise. En plus de leurs études, principale activité, certains étudiants enquêtés (200 soit 17 %) exercent une activité secondaire du genre, principalement de petits boulots du secteur informel. La grande majorité est soit boutiquier, musicien… (38 %) soit vendeur (34 % avec plus des filles que des garçons, soit respectivement 40 % contre 31 %) soit animateur dans des organisations non gouvernementales (9 %). Le secteur de l'enseignement occupe aussi un bon nombre d'étudiants (10 %) parmi ceux qui exercent une activité secondaire (tableau 2.9).

***Tableau 2.9. Répartition des enquêtés selon l'activité secondaire exercée et selon le sexe***

| **Activité secondaire exercée** | **Sexe** | | **Total** |
|---|---|---|---|
| | Masculin | Féminin | |
| Petits boulots, Musique, Esthétique | 40,0 | 31,7 | **37,5** |
| Vendeur | 31,4 | 40,0 | **34,0** |
| Enseignant | 9,3 | 10,0 | **9,5** |
| Technicien | 3,6 | 3,3 | **3,5** |
| Animateur ou membre d'une ONG | 7,9 | 11,7 | **9,0** |
| Infirmier | 2,9 | - | **2,0** |
| Informaticien | 3,6 | 3,3 | **3,5** |
| Comptable | 1,4 | - | **1,0** |
| **Total** | **100 (140)** | **100 (60)** | **100 (200)** |

*Source : Enquête CAP Etudiants/ Unikin (2004)*

Malgré la présence non négligeable des expatriés principalement des ressortissants de l'Afrique de l'Ouest dans les petits boulots du secteur informel à Kinshasa, la quasi-totalité des étudiants enquêtés serait des nationaux.

### 2.2.4. Étudiants enquêtés : tous congolais et massivement originaires du Bas-Congo, Bandundu, Équateur et de deux Kasaï

L'origine étrangère ou non des étudiants n'a pas été une priorité dans la constitution de l'échantillon. Bien qu'il existe encore des étudiants étrangers, principalement des Congolais de Brazzaville à l'UNIKIN, l'échantillon de cette étude n'est composé que des nationaux.

Comme c'est souvent le cas dans les études menées à Kinshasa, à l'exemple de l'ECOSEX, 2003 (Kalambayi, 2004a), la présente étude a également constaté une surreprésentation dans l'échantillon des ressortissants des provinces de Bandundu, Bas-Congo, du Kasaï-Oriental, de l'Équateur, et du Kasaï-Occidental. Ils représentent respectivement 27 %, 18 %, 17 % et 11 % chacune pour les deux dernières provinces (tableau 2.10).

*Tableau 2.10. Proportion (%) des enquêtés suivant la province d'origine et le sexe*

| Province d'origine | Sexe | | Total |
|---|---|---|---|
| | Masculin % | Féminin % | % |
| Kinshasa | 1,0 | 0,6 | 0,8 |
| Bas-Congo | 17,4 | 18,3 | 17,8 |
| Bandundu | 27,0 | 27,6 | 27,3 |
| Kasaï occidental | 12,5 | 8,7 | 10,8 |
| Kasaï Oriental | 15,9 | 19,1 | 17,3 |
| Katanga | 3,6 | 2,3 | 3,0 |
| Équateur | 11,5 | 10,4 | 11,0 |
| Province orientale | 3,7 | 4,0 | 3,8 |
| Nord Kivu | 2,2 | 1,7 | 2,0 |
| Sud Kivu | 2,4 | 2,6 | 2,5 |
| Maniema | 2,5 | 4,0 | 3,2 |
| D'origine étrangère | 0,1 | 0,8 | 0,4 |
| **Total** | **100 (671)** | **100 (529)** | **100 (1200)** |

*Source : Enquête CAP Etudiants/Unikin (2004)*

Bien que la variable province ne soit vraiment la plus adaptée pour l'étude des comportements sexuels eu égard à l'hétérogénéité culturelle des centaines des sociétés congolaises en cette matière, elle permet néanmoins de se faire l'idée sur le groupe qui constitue l'échantillon de cette étude.

## Conclusion partielle

Ce chapitre visait à dégager le profil académique et sociodémographique des étudiants afin de permettre au lecteur de se faire l'idée sur les comportements, attitudes et pratiques des enquêtés développées au chapitre III suivant.

Ce profil a été dégagé à l'aide de deux groupes de variables à savoir : scolaire et académique d'une part et sociodémographique d'autre part. De par leur nature, ces variables ont permis de dégager à la fois un profil socio-académique et un profil sociodémographique des étudiants enquêtés.

Le premier profil prend en compte le contexte de l'enseignement à l'UNIKIN en association avec les caractéristiques des étudiants enquêtés. Il ressort notamment de cette combinaison que toutes les facultés d'enseignement à l'UNIKIN n'attirent pas les candidats étudiants de la même façon. Les facultés de Droit, de Médecine, des Sciences sociales, politiques et administratives, des Sciences économiques et de gestion sont les plus sollicitées que les autres. C'est donc cela qui explique leur relative importance démographique. Dans cette préférence, certaines facultés attirent proportionnellement plus des filles que des garçons et vice-versa. C'est le cas de la faculté des Lettres qui attire plus des filles alors que celles de Polytechnique et des Sciences agronomiques sont plus préférées par les garçons.

Cette attirance sélective des facultés qui devrait reposer sur les orientations scolaires antérieures des étudiants semble justifier par d'autres facteurs que l'étude n'a malheureusement pas saisis. Nous avons toutefois noté que quatre étudiants sur dix (soit cinq garçons contre quatre filles) ont fait des humanités scientifiques (mathématique-physique et biochimie). Les six autres sur dix, soit deux par option ont fait respectivement les humanités littéraires, commerciale et pédagogie générale. Les humanités sociales et techniques n'avaient attiré que 2-3 % d'étudiants.

À l'UNIKIN, pendant que les lauréats des humanités scientifiques s'orientent principalement en Médecine (37 %) ; en droit (16 %) et en Sciences sociales (10 %), ceux des humanités littéraires vont en premier lieu en Droit (72 %) puis en Sciences sociales 13 %). Cette dernière faculté n'est presque choisie qu'en deuxième lieu par des lauréats des humanités littéraires, technique, pédagogie et sociales.

Examinant le rapport de sexe et le cycle ou les promotions (classe atteinte) par les enquêtés, il semble que le premier cycle est plus fourni et de plus en plus par les filles que le second. Le faible effectif du second cycle pourrait être dû à l'élimination progressive des étudiants moins bons.

Par rapport à l'enseignement des aspects relatifs à la SR à l'UNIKIN, l'étude ne sait pas pencher précisément sur cette question, mais a néanmoins, de manière très grossière, c'est-à-dire en se référant aux spécialités de chaque faculté, noté que certaines facultés survolent des aspects y relatifs dans le cadre du cours de biologie. De ce fait, l'enseignement n'est donc pas structuré.

Nous avons par ailleurs noté ci-dessus que la majorité des étudiants enquêtés se trouve au premier cycle, mais lorsque l'on considère leur âge, légalement, ils devraient être pour la plupart au second cycle. Aussi, le fait qu'ils soient presque tous célibataires aux âges (vingt à plus de trente ans) où la sollicitation pour des rapports sexuels est plus intense doit préoccuper les planificateurs ou décideurs pour des actions en faveur de la sexualité responsable. Toutefois, leur grande religiosité pourrait être aussi un facteur neutralisant les effets d'une sexualité irresponsable. En effet, la majorité des enquêtés étaient autrefois catholiques et ont changé pour d'autres religions principalement les églises de réveil. Comme celles-ci semblent plus contraignantes et plus opposées à la sexualité pré-conjugale, la religion pourrait favoriser l'abstinence sexuelle de ces étudiants.

Dans le cas d'incontinence et vu que les enquêtés entretiennent massivement des relations amoureuses du genre copinage et/ou fiançailles, il y a lieu de penser que ce cadre relationnel serve de tremplin pour des éventuels rapports sexuels.

Bien que minoritaires à s'adonner aux activités professionnelles secondaires, les étudiants « travailleurs » exercent leurs activités dans le secteur informel principalement et sont tous de nationalité congolaise. Les ressortissants du Bandundu, Bas-Congo, Kasaï-Oriental, Kasaï-Occidental et Équateur sont majoritaires dans l'échantillon.

Comme noté au début de cette conclusion, certaines de ces caractéristiques seront mises en relation avec les connaissances, attitudes et pratiques sexuelles des étudiants enquêtés (chapitre III) afin de pouvoir tirer des leçons pour des stratégies à proposer dans le cadre de la promotion de la santé sexuelle.

# CHAPITRE III : LA SANTÉ DE REPRODUCTION DANS LA COMMUNAUTÉ ESTUDIANTINE DE L'UNIKIN

## Introduction

Les adolescents (10-19 ans) et les jeunes (15-24 ans) sont parmi les groupes cibles de la santé de la reproduction, principalement en ce qui concerne leur prise en charge dans divers domaines. Il s'agit notamment de l'éducation à la vie familiale et à la parenté responsable, de l'éducation sexuelle affective et sociale, de la prise en charge de la santé des jeunes et des comportements à risque, de la lutte contre les grossesses non désirées, des consultations prénuptiales, de la santé scolaire et universitaire, de la planification familiale, de la lutte contre les IST/VIH/SIDA, de la lutte contre la discrimination liée au sexe… de la participation communautaire à l'identification, l'élaboration, le développement, l'exécution et l'évaluation des programmes de SR, de la participation à l'information et à l'éducation de la population (Ngondo et Kalambayi, 2004).

Dans un milieu universitaire, à l'instar de la communauté de l'université de Kinshasa, toute action dans la perspective des objectifs de la santé de la reproduction des adolescents et des jeunes nécessite une évaluation ou un état des lieux des connaissances, attitudes et pratiques des intéressés pour une meilleure définition des stratégies de prise en charge. Ce chapitre, comme cette étude, est consacré à l'état des lieux de ces aspects en rapport avec la santé de la reproduction en général et la santé sexuelle des étudiants en particulier.

Subdivisé en trois sections, ce troisième chapitre permettra de dégager en sa première section, le niveau de connaissances des étudiants sur certains concepts de la Santé de la Reproduction, mais aussi sur ce qu'ils connaissent des IST/VIH/SIDA.

Leurs attitudes vis-à-vis du VIH, des IST, des avortements et de la stérilité sont analysées dans la deuxième section. Dans la mesure où les deux aspects traités dans les précédentes sections sont précurseurs à la pratique (comportements), la troisième section sera consacrée à l'analyse du vécu de la sexualité des étudiants et de ses conséquences.

## 3.1. Niveau de connaissances des étudiants en santé de la reproduction

Pour certains domaines de la santé de la reproduction comme la sexualité des jeunes et leurs conséquences (grossesses, avortements et IST/VIH/SIDA), leur connaissance est évaluée de plusieurs manières selon les études (méthodes de collecte e d'analyse). Avoir entendu parler, connaître les méthodes de prévention de risque de grossesses ou d'IST, ou connaître les conséquences liées auxdits risques sont parfois des éléments d'évaluation du niveau de connaissance de certains aspects de la SR comme les grossesses adolescentes ou les IST/VIH/SIDA (Zanou et Nyankawindemera, 2002)[10].

Dans l'enquête sur les connaissances, attitudes et pratiques des étudiants de l'UNIKIN, la connaissance de certains concepts de la santé de la reproduction a été saisie à partir de deux informations. D'abord le fait d'avoir déjà entendu parler du concept en question, mais aussi l'exactitude ou non de la signification que l'enquêté donne audit concept. Ensuite la source à travers laquelle le concept a été entendu pour la première fois a été également saisie.

### 3.1.1. Connaissance des concepts de la SR

En effet, les étudiants de l'UNIKIN viennent de plusieurs horizons socio-économiques comme des filières d'enseignement (pédagogiques). À l'UNIKIN même, ils se retrouvent

[10] « Comportements reproductifs chez les adolescents en Côte-d'Ivoire », in A. GUILLAUME *et al.* (éds.), *Santé de la reproduction en Afrique*, ENSEA, FNUAP, 2002, pp. 341-358.

dans plusieurs facultés et départements qui ne dispensent pas tous des enseignements en rapport avec la santé. Ce qui pourrait expliquer la différence de niveau dans leurs connaissances en rapport avec la SR.

C'est pourquoi, il a été jugé nécessaire d'apprécier le niveau de ces connaissances en commençant par certains concepts du domaine de la SR touchant principalement la grossesse (conception ou l'expulsion) et les IST. Cette connaissance a été appréciée notamment à partir de la question : « *Avez-vous déjà entendu parler de…* ». Une réponse affirmative à cette question était suivie des questions subsidiaires d'éclaircissement portant sur la signification du concept ce qui permettait de classer l'étudiant enquêté selon qu'il connaît ou pas la signification du concept en question.

Dans le premier cas, il a été également demandé la précision sur la source d'informations, mais aussi d'imaginer les conséquences en cas d'ignorance du concept en question d'une part et les implications de ce dernier sur l'économie du pays d'autre part. La dernière question vérifiait si l'enquêté avait le désir d'apprendre les déterminants des éventuels problèmes de santé causés ou relatifs audit concept.

En référence aux problèmes de santé de la reproduction, les concepts ont été scindés en deux selon qu'ils se rapportent directement ou non à la grossesse d'une part et aux infections sexuellement transmissibles d'autre part.

### A. Connaissance des concepts liés à la grossesse

En rapport avec la grossesse, l'appréciation des étudiants en matière de la santé de la reproduction a porté d'abord sur ce dernier concept puis sur plusieurs autres à savoir : la stérilité masculine et féminine, l'avortement provoqué et spontané, la ménopause, la frigidité, la maternité irresponsable, la contraception et la mortalité maternelle. Le niveau de ces connaissances est traduit dans le tableau 3.1 ci-après.

*Tableau 3.1. Répartition des étudiants ayant déjà entendu parler des concepts relatifs à la grossesse*

| Concept | Sexe | | | | Total | |
|---|---|---|---|---|---|---|
| | Masculin | | Féminin | | | |
| | Effectif | % | Effectif | % | Effectif | % |
| Santé de la reproduction | 298 | 44,5 | 180 | 34,0 | 478 | 39,9 |
| Stérilité masculine | 629 | 94,0 | 438 | 90,5 | 1107 | 92,5 |
| Stérilité féminine | 642 | 96,1 | 507 | 96,0 | 1149 | 96,1 |
| Avortement provoqué | 642 | 96,0 | 514 | 97,3 | 1156 | 96,6 |
| Avortement spontané | 484 | 72,5 | 398 | 75,5 | 882 | 73,8 |
| Ménopause | 597 | 89,2 | 517 | 98,1 | 1114 | 93,1 |
| Frigidité | 341 | 51,0 | 341 | 65,0 | 682 | 57,1 |
| Maternité irresponsable | 452 | 67,6 | 354 | 67,4 | 806 | 67,5 |
| Contraception | 384 | 57,4 | 310 | 59,0 | 694 | 58,1 |
| Mortalité maternelle | 494 | 74,0 | 345 | 65,7 | 839 | 70,3 |

*Source : Enquête CAP Etudiants/Unikin (2004)*

D'après ce tableau, le concept de la santé de la reproduction est le moins connu des étudiants. Moins de la moitié (quatre sur dix) des étudiants enquêtés l'ont déjà entendu parler, alors que la quasi-totalité d'entre eux affirment avoir déjà entendu parler des stérilités masculine (93 %) et féminine (96 %), de l'avortement provoqué (97 %) et de la ménopause (93 %). Les thèmes tels que la frigidité et la contraception ne sont connus que par près de 60 % des étudiants enquêtés.

Par rapport au sexe, les tendances sur la connaissance des concepts dans la population générale des étudiants semblent se maintenir globalement. C'est le cas avec les stérilités masculine et féminine, les avortements provoqué et spontané, la maternité irresponsable et la contraception. Cependant, certains concepts tels que la santé de la reproduction et la mortalité maternelle sont peu connus par les filles. Le premier concept a déjà été entendu par 45 % des garçons contre 34 % des filles alors que le second qui touche plus le sexe féminin n'a déjà été entendu que par 66 % des filles contre 74 % des garçons. La quasi-totalité des filles déclarent avoir déjà entendu parler de la ménopause contre 89 % des garçons. En ce qui concerne la frigidité, les proportions sont de l'ordre de 65 % des filles contre 51 % des garçons.

Outre les concepts en rapport avec la conception et l'expulsion du produit de la grossesse, ceux en rapport avec les infections sexuellement transmissibles ont été saisis. Leur niveau de connaissance est analysé dans la section ci-dessous.

### B. Connaissance des concepts liés aux IST

D'après Nguma (1992), cité par Ngondo (2004), la prévalence à Kinshasa de certaines IST autres que le VIH variait entre 10 et 30 % pour la trichomonas, 10 et 50 % pour la candidose, 23 et 29 % pour la gonococcie, 13 et 27 % pour la chlamydia trachomatis. Comme ces infections ne sont connues dans la population générale que par leurs noms génériques, ces derniers ont été utilisés pour l'évaluation de leur connaissance par les étudiants. Il s'agit du Sida, de la blennorragie, de l'hépatite, de la syphilis et du chancre mou.

Il se dégage du tableau 3.2. Ci-dessous que le SIDA a été entendu par tous les étudiants enquêtés indistinctement de sexe. La syphilis et la blennorragie sont également bien connues dans cette population que le chancre mou. Ces infections sont connues dans les mêmes proportions presque par tous les sexes dans l'ordre de près de neuf étudiants sur dix pour la syphilis, sept étudiants sur dix pour la blennorragie, cinq étudiants sur dix pour l'hépatite et deux étudiants sur dix pour le chancre mou.

*Tableau 3.2 Répartition des étudiants ayant déjà entendu parler des concepts relatifs aux IST*

| Concept | Sexe | | | | Total | |
|---|---|---|---|---|---|---|
| | Masculin | | Féminin | | | |
| | Effectif | % | Effectif | % | Effectif | % |
| Sida | 664 | 99,7 | 523 | 100,0 | **1187** | **99,8** |
| Blennorragie | 484 | 72,7 | 361 | 69,0 | **845** | **71,1** |
| Hépatite | 324 | 48,6 | 283 | 54,1 | **607** | **51,1** |
| Syphilis | 601 | 90,2 | 479 | 91,6 | **1080** | **90,8** |
| Chancre mou | 129 | 19,4 | 111 | 21,3 | **240** | **20,2** |

*Source : Enquête CAP Etudiants/ Unikin (2004)*

Cette faible proportion des étudiants connaissant les concepts de la santé de la reproduction, de l'hépatite et du chancre mou et aussi de la frigidité (pour les garçons) révèle dans une certaine mesure leur faible utilisation dans la presse et dans les conversations quotidiennes. Cette hypothèse peut être vérifiée en analysant les sources d'information des étudiants en rapport avec ces concepts. Il est important de vérifier par ailleurs si, outre le fait de les avoir déjà entendus, leur signification est correcte.

**C. Source d'informations des étudiants en concepts sur la santé de la reproduction**

Comme pour la connaissance des concepts sur la santé de la reproduction, les sources de ces concepts ont été également analysées selon qu'elles se rapportent aux concepts proches de la grossesse ou des IST.

**C.1. Concepts relatifs à la grossesse**

Le tableau 3.3 ci-dessous fournit les proportions des étudiants enquêtés d'après leur source principale d'information en concepts de la santé de la reproduction relatifs à la conception et à l'expulsion de la production d'une grossesse.

Globalement, près de six étudiants sur dix ont appris chacun de ces concepts par les médias, y compris la lecture, et à travers un cours à l'école ou à l'UNIKIN. Par la première voie, ils ont plus appris les concepts de la maternité irresponsable et la santé de la reproduction. Les concepts les plus appris par la seconde voie sont la ménopause (40 %), la frigidité (37 %) et la contraception (36,3 %).

***Tableau 3.3. Répartition des étudiants selon leurs sources d'information sur les concepts relatifs à la santé de reproduction***

| Source principale d'information | Concepts en rapport avec la santé de la reproduction | | | | | | | | | |
|---|---|---|---|---|---|---|---|---|---|---|
| | (1) | (2) | (3) | (4) | (5) | (6) | (7) | (8) | (9) | (10) |
| Par un Personnel de santé | 18,2 | 9,8 | 9,7 | 10,7 | 11,7 | 6,3 | 7,5 | 10,1 | 11,4 | 12,1 |
| Dans ma famille (les amis) | 6,8 | 12,4 | 14,3 | 12,7 | 12,8 | 16,7 | 9,7 | 14,0 | 5,1 | 10,0 |
| Les médias ou la lecture | 36,2 | 28,1 | 26,1 | 27,6 | 27,2 | 22,2 | 26,8 | 38,8 | 32,8 | 31,7 |
| Aux cours (école, Unikin) | 25,4 | 35,0 | 34,4 | 31,3 | 35,2 | 40,2 | 37,0 | 20,8 | 36,3 | 33,7 |
| Conférence | 13,3 | 14,8 | 15,5 | 17,6 | 13,1 | 14,7 | 19,1 | 16,4 | 14,3 | 12,5 |
| Total | 100 | 100 | 100 | 100 | 100 | 100 | 100 | 100 | 100 | 100 |

*Source : Enquête CAP Etudiants/ Unikin (2004)*

Légende : (1) Santé de la reproduction ; (2) Stérilité masculine ; (3) Stérilité féminine ; (4) Avortement provoqué ; (5) Avortement spontané ; (6) Ménopause ; (7) Frigidité ; (8) Maternité irresponsable ; (9) Contraception ; (10) Mortalité maternelle

### C.2. Concepts relatifs aux IST

Comme pour les concepts relatifs à la grossesse, les médias et l'école restent les principales sources d'informations des étudiants sur les IST. Par ces voies, près de six étudiants sur dix ont entendu parler de ces concepts.

D'après les données du tableau 3.4 ci-après, les médias semblent insister plus sur le SIDA que sur les autres IST. C'est par cette voie que près de 41 % d'étudiants ont été informés de cette maladie contre 19 % à l'école. C'est en revanche à l'école que la majorité des étudiants ont entendu parler des autres IST comme le chancre mou (61 % d'étudiants), la blennorragie (49,5 %), la syphilis (44,1 %) et l'hépatite 36,9 %).

*Tableau 3.4. Proportion des étudiants selon la source d'information sur les IST*

| Source principale d'information sur les IST | Concepts | | | | |
|---|---|---|---|---|---|
| | Sida | Blennorragie | Hépatite | Syphilis | Chancre mou |
| Par un personnel de santé | 8,1 | 9,5 | 13,4 | 9,4 | 6,6 |
| Dans ma famille (les amis) | 16,5 | 8,3 | 15,5 | 11,2 | 4,5 |
| Les médias | 40,9 | 18,1 | 25,8 | 21,1 | 15,6 |
| Aux cours (école, UNIKIN) | 19,1 | 49,5 | 36,9 | 44,1 | 61,3 |
| Conférence | 8,8 | 6,0 | 3,1 | 5,6 | 7,0 |
| Expérience vécue | 6,2 | 8,5 | 5,3 | 8,7 | 4,9 |
| Dans la rue | 0,3 | 0,0 | 0,0 | 0,0 | 0,0 |
| Ne sait pas | 0,2 | 0,0 | 0,0 | 0,0 | 0,0 |
| **Effectif** | **1185** | **844** | **605** | **1075** | **243** |

*Source : Enquête CAP Etudiants/Unikin (2004)*

**D. Signification des concepts de la SR par les étudiants**

La proportion d'étudiants ayant déjà entendu parler de certains concepts de la SR est relativement élevée. Ce critère d'évaluation de connaissance ne suffit pas en lui seul pour conclure à une bonne ou mauvaise connaissance des étudiants sur ces concepts. En effet, avoir entendu est une chose et savoir ce que cela signifie en est une autre. Une bonne connaissance du concept revient à connaître réellement sa signification.

Lors de la formation des enquêteurs, un accent particulier avait été mis sur les significations des concepts. Malgré cette formation, il leur avait été demandé de transcrire fidèlement la signification que l'enquêté donnait à chaque concept. L'évaluation ou l'appréciation de la véracité ou de la fausseté la réponse donnée a été faite lors de la codification. Il n'est rapporté ici que les réponses correctes selon que les concepts se rapportent à la conception et à l'évacuation d'une grosse ou aux IST.

L'appréciation du niveau de connaissance des concepts de la SR à travers la signification correcte est faite ici à partir de la comparaison des proportions des étudiants ayant déjà entendu parler d'un concept à celles des étudiants ayant donné une interprétation correcte dudit concept.

### D.1. Signification des concepts relatifs à la grossesse

La bonne connaissance des concepts sur la SR, par les étudiants, est établie ici à partir du fait qu'ils les ont seulement entendu parler. Cela ne se confirme cependant pas d'après l'analyse des significations que donnent les enquêtés à ces concepts. D'après le tableau 3.5. ci-dessous, très peu d'étudiants connaissent le sens exact des concepts sur la SR. Seulement cinq garçons sur six connaissent la signification exacte de la contraception et de la stérilité féminine.

Les filles, dans le même rapport presque, connaissent la stérilité masculine et la stérilité féminine.

***Tableau 3.5. Proportions des étudiants qui connaissent la signification correcte de certains concepts de la SR d'après certaines de leurs caractéristiques socio-démographiques***

| Sexe | SR | Stérilité masculine | Stérilité féminine | Avortement provoqué | Avortement spontané | Ménopause | Frigidité | Maternité irresponsable | Contraception | Mortalité maternelle |
|---|---|---|---|---|---|---|---|---|---|---|
| Masculin | 8,7 | 42,1 | 46,6 | 34,7 | 38,6 | 37,4 | 35,9 | 21,0 | 49,7 | 26,3 |
| Féminin | 12,4 | 46,0 | 48,1 | 35,2 | 37,3 | 43,9 | 41,8 | 24,6 | 43,6 | 32,3 |
| **Âge** | | | | | | | | | | |
| 15-19 ans | - | 45,7 | 52,8 | 41,7 | 40,0 | 50,0 | 62,5 | 16,7 | 38,1 | 42,1 |
| 20-24 ans | 13,7 | 41,6 | 47,9 | 38,6 | 39,5 | 40,3 | 42,4 | 23,1 | 49,4 | 28,2 |
| 25-29 ans | 8,4 | 48,2 | 47,3 | 30,8 | 38,5 | 41,2 | 34,1 | 25,0 | 48,0 | 31,2 |
| 30 ans et plus | 8,0 | 37,1 | 43,0 | 31,8 | 30,1 | 35,9 | 38,4 | 14,1 | 39,8 | 21,6 |
| **Facultés** | | | | | | | | | | |
| Sciences sociales | 5,7 | 43,0 | 46,0 | 33,8 | 35,0 | 36,0 | 38,6 | 24,8 | 41,7 | 25,6 |
| Sciences méd. et humaines | 9,5 | 52,5 | 57,1 | 46,0 | 53,6 | 49,0 | 39,9 | 19,7 | 56,9 | 34,1 |
| Sciences exactes | 4,0 | 37,3 | 43,9 | 29,2 | 24,4 | 39,5 | 35,3 | 16,3 | 35,1 | 22,1 |
| Lettres et Droit | 16,1 | 41,0 | 43,3 | 30,7 | 32,7 | 38,6 | 38,9 | 24,4 | 46,7 | 28,8 |
| **Promotions** | | | | | | | | | | |
| Premier cycle | 11,9 | 42,6 | 46,8 | 35,5 | 36,8 | 39,1 | 40,3 | 23,1 | 49,2 | 28,4 |
| Second cycle | 8,1 | 46,5 | 48,4 | 33,8 | 40,1 | 43,1 | 37,0 | 21,9 | 44,6 | 29,5 |

*Source : Enquête CAP Etudiants/Unikin (2004)*

Bien que l'âge, les domaines d'études (facultés) et le niveau d'études n'aient pas été considérés dans l'appréciation de la connaissance de ces concepts, ils s'avèrent indispensables en ce qui concerne la maîtrise de leur signification. Ceci dans la mesure où l'adoption de certaines pratiques sexuelles à risque dépend de ces caractéristiques. C'est justement ce type de connaissance qui permet éventuellement d'éviter les comportements à risque.

La prise en compte de l'âge révèle une sorte de curiosité instructive chez les plus jeunes. Les jeunes générations 1985-89, c'est-à-dire les jeunes du groupe d'âge 15-19 ans, sont relativement nombreux à donner une signification correcte de quelques concepts ; cinq sur dix ont donné une signification exacte de la stérilité masculine, de la stérilité féminine, de la ménopause et de la frigidité, soit quatre concepts sur dix. Pour ce même rapport (cinq étudiants sur dix), les enquêtés du groupe d'âge 25-29 ans connaissent trois concepts (stérilité masculine et féminine et la contraception). La stérilité féminine et la contraception sont les seuls (deux) concepts qui sont bien connus par au moins 50 % des étudiants du groupe d'âge 20-24 ans. Cependant, aucun des concepts relatifs à la grossesse n'est maîtrisé par 50 % du groupe d'âge des aînés.

Lors de l'analyse des sources d'information, nous avions constaté que l'école ou l'université et les médias étaient les principales sources d'informations des étudiants en ce qui concerne les concepts de la SR. Sans prétendre qu'elles sont également les seules voies par lesquelles les enquêtés ont acquis la signification correcte de ces concepts, il nous a semblé important d'estimer les proportions des étudiants qui donnent la vraie interprétation de ces concepts, d'après leurs domaines et niveaux d'études.

Globalement, les sciences médicales et humaines suivies des sciences sociales accusent un niveau relativement bon de connaissance des concepts sur la SR. Près de six étudiants sur dix des sciences médicales et humaines connaissent ce que sont la contraception et la stérilité féminine contre respectivement quatre et cinq en sciences sociales. À l'exception des avortements, de la stérilité masculine et de la ménopause qui sont maîtrisées par cinq étudiants sur dix en sciences médicales et humaines, tous les autres concepts sont, indistinctement des domaines, connus par moins de 50 % d'étudiants enquêtés.

Par rapport au niveau d'études, la connaissance de ces concepts n'est pas du tout bonne, car aucun n'est maîtrisé par 50 %

d'étudiants à tous les deux niveaux (graduat et licence). Au premier cycle, 49,2 % d'étudiants connaissent la contraception, 46,8 % la stérilité féminine et 42,6 % la stérilité masculine. Ces deux derniers concepts sont aussi les plus connus par les étudiants du second cycle dans l'ordre de 48,4 % et 46,5 %.

Le concept « santé de la reproduction » est celui qui est globalement mal connu, quelle que soit la caractéristique sociodémographique considérée.

Par ailleurs, la confrontation du niveau de connaissance à partir du fait d'avoir déjà entendu parler d'un concept et celui correspondant à l'interprétation correcte révèle un très grand écart. C'est notamment ce qui se dégage du graphique 3.1 ci-dessous où cette confrontation a été faite d'une seule caractéristique. En considérant seulement le sexe des enquêtés, la proportion de ceux qui donnent une interprétation correcte pour presque tous les concepts équivaut parfois à la moitié ou au trois quarts de celle relative à la connaissance. En effet, de 44,5 % des étudiants qui avaient déjà entendu parler de la SR, seulement 8,7 % en ont donné l'interprétation correcte. Les proportions correspondantes chez les étudiantes sont de 12,4 % contre 34,0 %. La maternité irresponsable qui a été entendue par 67,6 % des garçons et 67,4 % des filles n'a été correctement comprise que par 21,0 % des garçons et 24,6 % des filles. L'avortement provoqué que la quasi-totalité des enquêtés, quelque soit le sexe, a entendu parler n'est bien connu que par quatre sur dix.

*Graphique 3.1. Comparaison des proportions des étudiants ayant déjà entendu parler de certains concepts de la SR en rapport avec la grossesse à celles des étudiants ayant donné une signification correcte desdits concepts*

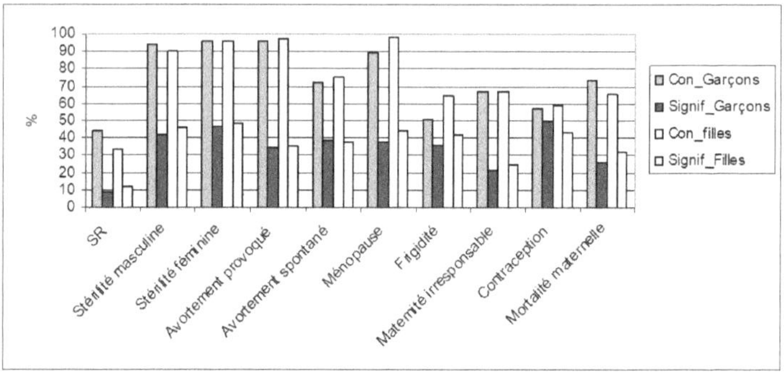


*Source : Enquête CAP Etudiants/ Unikin (2004)*

**D.2. Significations relatives aux IST**

Les IST, comme c'est le cas avec toutes les maladies, sont généralement identifiées à partir de certains signes ou symptômes. Aux étudiants enquêtés, il a été demandé d'indiquer trois signes qu'ils connaissaient comme étant des symptômes des cinq maladies sexuellement transmissibles à savoir : i) le sida, la blennorragie, l'hépatite, la syphilis et le chancre mou. Les symptômes ainsi indiqués ont été évalués lors de la codification d'après les définitions en annexe. Un symptôme correct a été codé 1 alors que le symptôme incorrect 0.

Le tableau 3.6 ci-dessous donne la répartition des étudiants enquêtés d'après leurs connaissances des principaux symptômes de ces cinq maladies sexuellement transmissibles.

*Tableau 3.6. Distribution des enquêtés selon leur connaissance sur les principaux symptômes des maladies sexuellement transmissibles.*

| Symptômes les plus importants | Sexe | | |
|---|---|---|---|
| | Masculin | Féminin | Total |
| **SIDA** | | | |
| Un symptôme correct | 25,7 | 23,4 | 24,6 |
| Deux symptômes corrects | 38,5 | 34,7 | 36,8 |
| Trois symptômes corrects | 35,9 | 41,9 | 38,6 |
| **Total** | **100 (608)** | **100 (496)** | **100 (1104)** |
| **Blennorragie** | | | |
| Un symptôme correct | 58,4 | 64,8 | 60,9 |
| Deux symptômes corrects | 33,2 | 25,1 | 30,1 |
| Trois symptômes corrects | 8,4 | 10,1 | 9,0 |
| **Total** | **100 (286)** | **100 (179)** | **100 (465)** |
| **l'hépatite** | | | |
| Un symptôme correct | 70,2 | 80,9 | 75,3 |
| Deux symptômes corrects | 23,4 | 11,3 | 17,6 |
| Trois symptômes corrects | 6,5 | 7,8 | 7,1 |
| **Total** | **100 (124)** | **100 (115)** | **100 (239)** |
| **Syphilis** | | | |
| Un symptôme correct | 71,8 | 69,2 | 70,7 |
| Deux symptômes corrects | 22,0 | 26,0 | 23,6 |
| Trois symptômes corrects | 6,2 | 4,8 | 5,6 |
| **Total** | **100 (355)** | **100 (250)** | **100 (605)** |
| **Chancre mou** | | | |
| Un symptôme correct | 74,2 | 75,6 | 74,8 |
| Deux symptômes corrects | 22,6 | 17,8 | 20,6 |
| Trois symptômes corrects | 3,2 | 6,7 | 4,7 |
| **Total** | **100 (62)** | **100 (45)** | **100 (107)** |

*Source : Enquête CAP Etudiants/ Unikin (2004)*

De par le taux de réponses à ces questions, le tableau ci-dessus révèle que les étudiants connaissent plus le SIDA que les autres IST probablement à cause de sa forte médiatisation. En effet, la quasi-totalité des enquêtés (1104) soit 92 % connaissent au moins un symptôme du SIDA contre près de la moitié (605) soit 50,4 % qui ont indiqué correctement au moins un symptôme de la syphilis. Les autres infections, c'est-à-dire, la blennorragie et surtout l'hépatite et le chancre mou sont peu connus. Leurs signes n'ont été cités que par respectivement 39 %, 20 % et 9 % d'étudiants.

Par ailleurs, la tendance générale qui se dégage pour les deux sexes est que plus le nombre de symptômes de chaque maladie augmente plus les proportions des enquêtés diminuent sauf pour le cas du SIDA. Pour cette dernière infection, la connaissance chez les filles semble assez bonne que chez les garçons.

### 3.1.2. Connaissance des modes de transmission des IST/SIDA

Pour ce qui est des modes de transmission des IST/VIH/SIDA, c'est la même tendance qui se dégage comme celle constatée sur la connaissance des symptômes des IST/VIH/SIDA. En fait, les étudiants éprouvent des difficultés de citer correctement plusieurs modes de transmissions des IST, à l'exception des modes de transmission du VIH/SIDA dont la connaissance est jugée bonne chez les deux sexes. La leçon qu'on peut tirer des statistiques du tableau 3.7 ci-dessous est que le SIDA est mieux connu que les autres maladies sexuellement transmissibles. C'est pourquoi les modules d'enseignement sur la santé de reproduction devront insister autant sur le SIDA que sur les IST.

*Tableau 3.7. Proportions des étudiants ayant une connaissance correcte des modes de transmission du Sida et autres maladies sexuellement transmissibles et certaines caractéristiques sociodémographiques.*

| Mode de transmission | Sexe | | |
|---|---|---|---|
| | Masculin | Féminin | Total |
| **SIDA** | | | |
| Un mode correct | 11,3 | 12,4 | 11,8 |
| Deux modes corrects | 34,1 | 31,5 | 32,9 |
| Trois modes corrects | 54,6 | 56,2 | 55,3 |
| **Total** | **100 (628)** | **100 (502)** | **100 (1130)** |
| **Blennorragie** | | | |
| Un mode correct | 89,4 | 84,7 | 87,4 |
| Deux modes corrects | 9,1 | 13,3 | 10,9 |
| Trois modes corrects | 1,5 | 2,0 | 1,7 |
| **Total** | **100 (397)** | **100 (294)** | **100 (691)** |
| **Hépatite** | | | |
| Un mode correct | 75,7 | 70,4 | 73,4 |
| Deux modes corrects | 20,0 | 25,0 | 22,2 |
| Trois modes corrects | 4,3 | 4,6 | 4,4 |
| **Total** | **100 (140)** | **100 (108)** | **100 (248)** |
| **Syphilis** | | | |
| Un mode correct | 91,5 | 88,5 | 90,2 |
| Deux modes corrects | 7,5 | 9,4 | 8,4 |
| Trois modes corrects | 1,0 | 2,0 | 1,4 |
| **Total** | **100 (517)** | **100 (393)** | **100 (910)** |
| **Chancre mou** | | | |
| Un mode correct | 93,1 | 85,5 | 87,7 |
| Deux modes corrects | 5,7 | 10,1 | 7,7 |
| Trois modes corrects | 1,1 | 4,3 | 2,6 |
| **Total** | **100 (87)** | **100 (69)** | **100 (156)** |

*Source : Enquête CAP Etudiants/Unikin (2004)*

## 3.2. Attitudes vis-a-vis du VIH/sida et de la sexualité

Dans les études sur le VIH/SIDA, il existe plusieurs manières de tester les attitudes des individus face à cette pandémie. Celles-ci sont fonction des objectifs des études et des populations cibles. Dans cette enquête, les attitudes retenues ont trait à la vie des enquêtés dans leurs milieux de résidence et d'études. Il a été question de savoir si les enquêtés avaient déjà fait au une fois un test de dépistage dans leur vie. Une question sur la raison principale de ce test a été également posée dans le cas où celui-ci avait déjà eu lieu. L'enquêté a été également invité à évaluer d'une manière indirecte son état sérologique ainsi que la prévalence du VIH dans son quartier. Quelques questions sur la possible proximité de l'enquêté avec une personne vivant avec le VIH (PVV) ont permis d'évaluer les attitudes des enquêtés en ce qui concerne la stigmatisation.

Comme pour le VIH/SIDA, les attitudes des étudiants sur la sexualité ont été également saisies.

### 3.2.1. Attitudes sur le dépistage du VIH

Dans cette ère du SIDA et dans une région où cette maladie se transmet principalement par voie sexuelle, la connaissance de son état sérologique pourrait être la preuve d'un début d'adoption des comportements sexuels responsables. Au début de la maladie du SIDA, plusieurs personnes émettaient beaucoup de réserves pour demander un test de dépistage du VIH/SIDA. Aujourd'hui, grâce aux campagnes de sensibilisation, l'on assiste à une prise de conscience sur le danger que représente la maladie ; ce qui explique certains actes de dépistage du VIH. Il n'existe presque pas d'études qui a essayé de mesurer ou d'apprécier l'ampleur de ces actes de dépistage d'une part et de chercher à savoir si les éventuels cas de dépistage du VIH sont volontaires ou « forcés ».

Dans le cadre de cette étude, il a été demandé aux étudiants enquêtés s'ils avaient déjà fait un test de dépistage du VIH. En effet, sur 1200 enquêtés, seulement 250 soit 21 % d'entre eux ont déjà fait le test de dépistage du VIH, avec 55 % d'hommes et 45 % de femmes. La raison principale pour laquelle ces derniers avaient concédé au dépistage est relative à la transfusion sanguine d'un proche ou au don de sang. Près de sept hommes sur dix et cinq femmes sur dix avaient été dépistés pour cette fin. Les étudiantes semblent avoir été plus nombreuses que les étudiants à être contraintes par les écoles, les églises et les institutions où elles devraient passer un stage de formation. Près de 40 % d'entre elles ont été soumises au dépistage contre près de 22 %. Comme on peut le constater dans le tableau 3.8 ci-dessous, le dépistage pour des raisons de prévention contre la transmission du VIH par la voie sexuelle est quasi-inexistant dans le milieu estudiantin. Par ailleurs, la grande majorité (97 %) de ceux qui avaient déjà été dépistés estiment refaire le dépistage éventuellement dans une perspective du mariage. À ce sujet, comme le montre ce tableau, seules les filles (4 %) indiquent avoir déjà fait le dépistage pour des raisons matrimoniales.

***Tableau 3.8. Proportion (%) des étudiants enquêtés selon les raisons du dépistage au VIH***

| Motifs de dépistage | Sexe | | Total |
|---|---|---|---|
| | **Masculin** | **Féminin** | |
| Transfusion d'un frère (don de sang) | 72,9 | 50,5 | 62,4 |
| Exigence de l'école, obligation à l'église, etc. | 11,2 | 18,9 | 14,9 |
| Exposition pendant le stage | 10,3 | 20,0 | 14,9 |
| Me rassurer et rassurer mon partenaire | 2,8 | 2,1 | 2,5 |
| Peur d'avoir été contaminé par une relation sexuelle | - | 1,1 | 0,5 |
| Raisons personnelles (douleurs abdominales, grave maladie) | 2,8 | 3,2 | 3,0 |
| Pour le mariage (demande du partenaire) | - | 4,2 | 2,0 |
| **Total** | **100 (107)** | **100 (95)** | **100 (202)** |

*Source : Enquête CAP Etudiants/Unikin (2004)*

Quant à la nature du dépistage, les raisons ayant présidé au dépistage chez les étudiants enquêtés poussent à croire que ce dernier n'était pas volontaire, mais plutôt « forcé » eu égard aux circonstances à la base de cet acte.

### 3.2.2. Attitudes sur la stigmatisation

Une bonne connaissance du VIH et de sa transmission permet d'éviter à n'importe qui d'adopter des attitudes de stigmatisation ou de discrimination envers une personne vivant avec le VIH. L'enquête CAP/SR/UNIKIN a posé des questions dans le but de déceler les conceptions erronées sur le VIH/SIDA qui seraient éventuellement à la base de la stigmatisation dans la population estudiantine ou dans l'entourage extra-académique des étudiants. Les quatre questions suivantes ont servi à cette évaluation :

i) Pouvez-vous vous asseoir à côté d'un étudiant PVV (PVV= Personne vivant avec le VIH) ?
ii) Pouvez-vous partager une chambre avec lui (elle) ?
iii) Pouvez-vous partager un repas avec lui et manger dans la même assiette ?
iv) Si vous avez un membre de famille PVV, pouvez-vous divulguer son état ?

D'une question à une autre, on évolue vers une forte proximité. Les réponses des étudiants à ces questions révèlent justement une diminution de confiance au fur et à mesure que la nécessité de rapprochement et d'intimité est requise. Néanmoins, malgré la peur non fondée de s'infecter, les étudiants semblent avoir le sens de confidence et du respect de la vie privée notamment en ce qui concerne la divulgation de l'état sérologique d'une PVV (Graphique 3.2.).

*Graphique 3.2. Proportion des étudiants selon les attitudes vis-à-vis des PVV*

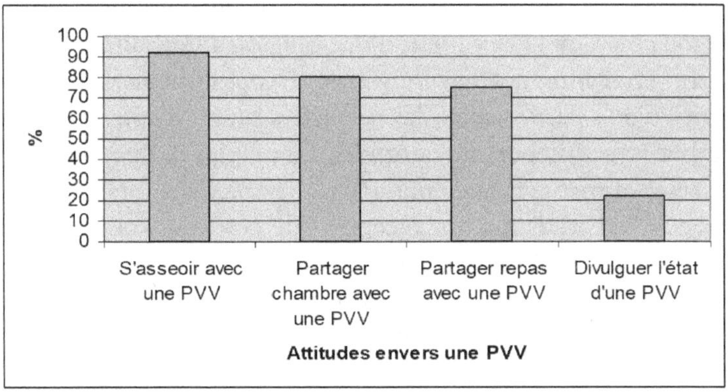


*Source : Enquête CAP Etudiants/ Unikin (2004)*

Alors que 88 % (1036 sur les 1200) d'étudiants enquêtés reconnaissent l'existence du SIDA dans leurs quartiers respectifs, leurs attitudes envers les personnes vivant avec le VIH ne traduisent pas du tout la stigmatisation. En effet, 92 % des enquêtés déclarent pouvoir s'asseoir à côté d'une PVV. Cette proportion diminue respectivement à 80 % et 75 % lorsqu'il s'agirait de partager ensemble soit une chambre soit un repas. Pour ce qui est de divulguer l'état sérologique d'une PVV, seulement 22 % des enquêtés acceptent le faire.

Dans la mesure où ces attitudes sont, parfois tributaires des connaissances qu'ont les enquêtés de la transmission du VIH/SIDA, la confrontation de certaines de leurs caractéristiques avec ces attitudes s'avère nécessaire.

Par rapport à la moyenne des proportions (tableau 3.8. ci-dessus) des enquêtés du point de vue de leurs attitudes, les données du tableau 3.9 ci-dessous révèlent une bonne retenue des femmes en ce qui concerne la divulgation de l'état sérologique d'une PVV. Seulement 18 % d'entre elles contre 26 % des hommes acceptent de révéler cet état à un tiers.

La confrontation de ces attitudes aux domaines (facultés) et niveaux (cycles) d'études révèle une relative prévalence des réactions de rejet ou de stigmatisation des PVV chez les étudiants des sciences sociales et chez ceux de premier cycle. On constate aussi ces mêmes réactions lorsque l'on considère les religions bien qu'elles varient d'une religion à une autre.

Les étudiants des facultés des sciences médicales et humaines d'une part et ceux des sciences exactes d'autre part sont nombreux à afficher des attitudes favorables à une proximité (s'asseoir et manger) avec une PVV. Ces facultés totalisent chacune 95 % d'étudiants qui acceptent de côtoyer (s'asseoir avec) des PVV contre 88 % en sciences sociales et 92 % en lettres et droit. Comme pour ce qui précède, respectivement 85 % et 86 % des étudiants de deux premières facultés sont prêts à partager une chambre avec une PVV contre 72 % en sciences sociales.

*Tableau 3.9. Répartition des étudiants dont les attitudes sont favorables envers les PVV d'après certaines de leurs caractéristiques sociodémographiques*

| Caractéristiques de l'enquêté | Attitudes vis-à-vis d'une PVV | | | | | | | |
|---|---|---|---|---|---|---|---|---|
| | S'asseoir avec une PVV | | Partager chambre avec une PVV | | Partager repas avec une PVV | | Divulguer l'état d'une PVV | |
| | Effectif | % | Effectif | % | Effectif | % | Effectif | % |
| **Sexe** | | | | | | | | |
| Masculin | 611 | 92,4 | 525 | 80,0 | 502 | 76,2 | 171 | 26,1 |
| Féminin | 476 | 91,9 | 413 | 79,9 | 376 | 73,2 | 92 | 17,9 |
| **Facultés** | | | | | | | | |
| Sciences sociales | 273 | 87,8 | 222 | 71,6 | 210 | 67,5 | 73 | 23,5 |
| Sciences Méd. et humaines | 256 | 95,2 | 227 | 84,7 | 212 | 80,0 | 58 | 22,1 |
| Sciences exactes | 114 | 95,0 | 102 | 85,7 | 90 | 75,0 | 25 | 20,8 |
| Lettres et Droit | 442 | 92,7 | 385 | 81,2 | 365 | 76,8 | 107 | 22,6 |
| **Promotions** | | | | | | | | |
| Premier cycle | 725 | 91,9 | 615 | 78,2 | 575 | 73,1 | 179 | 22,9 |
| Second cycle | 357 | 92,7 | 318 | 83,2 | 299 | 78,5 | 84 | 22,0 |
| **Religion actuelle** | | | | | | | | |
| Catholique | 504 | 91,1 | 441 | 79,7 | 414 | 75,3 | 125 | 22,7 |
| Protestante | 198 | 93,4 | 166 | 79,4 | 162 | 76,8 | 46 | 22,0 |
| Kimbanguiste | 13 | 92,9 | 12 | 85,7 | 10 | 71,4 | 3 | 21,4 |
| Autres religions chrétiennes | 129 | 92,8 | 113 | 81,3 | 105 | 76,1 | 31 | 22,5 |
| Groupe de réveil | 227 | 94,2 | 194 | 81,2 | 175 | 72,9 | 51 | 21,5 |
| Autres religions non chrétiennes | 16 | 80,0 | 12 | 63,2 | 12 | 60,0 | 7 | 35,0 |

*Source : Enquête CAP Etudiants/Unikin (2004)*

En ce qui concerne le partage de repas, 80 % des futurs médecins et leurs amis des sciences humaines, 75 % d'étudiants des sciences exactes ainsi que 66 % des sciences sociales ne trouvent pas de problèmes lorsqu'il faut manger dans une même assiette avec une PVV (Tableau 3.9).

Les attitudes qu'adoptent les étudiants vis-à-vis des PVV varient également selon leurs religions actuelles et selon les actes d'intimité ou de proximité. D'une manière générale, les étudiants qui se déclarent des religions chrétiennes semblent être plus tolérants que ceux des religions non chrétiennes. 20 % d'étudiants (enquêtés) de cette dernière catégorie de religions ne supportent pas s'asseoir à côté d'une PVV. Pour ce même geste, seulement 6 à 9 % d'étudiants des religions chrétiennes déclarent pouvoir le poser. Dans ce dernier groupe de religions, les membres des églises de réveil semblent être plus tolérants c'est-à-dire manifestent plus d'amour que les autres.

En effet, c'est chez eux qu'il existe une grande proportion (94,2 %) d'étudiants favorables à s'asseoir avec une PVV. Ils sont suivis par les protestants (93,4 %), des Kimbanguistes (92,9 %), des autres religions chrétiennes (92,8 %) et enfin des catholiques (91,1 %). Dans ce même groupe, les Kimbanguistes acceptent majoritairement (86 %) de partager une chambre avec une PVV contre 63,2 % chez les étudiants des religions non chrétiennes. Ces mêmes Kimbanguistes se positionnent en avant-dernière place (71 %) lorsqu'il s'agit de partager un repas avec une PVV dans une même assiette. C'est ici que les protestants et les autres religions chrétiennes se disputent la première place avec respectivement 76,8 % et 76,1 % d'étudiants.

Quant au secret lié à l'état sérologique d'une PVV, les membres des églises non chrétiennes semblent relativement discrets. Ils sont 35 % à ne pas vouloir dévoiler l'état d'une PVV à une tierce personne. Chez les membres des églises chrétiennes, cette proportion varie entre 21,4 % à 22,7 %.

### 3.2.3. Attitude en rapport avec la sexualité

Le réseau amical à l'université comme en dehors de celle-ci influence souvent les comportements des jeunes en matière de sexualité. Plusieurs études menées sur les comportements sexuels des jeunes (Kaptue, 1998) ont établi l'influence que jouent les pairs dans la sexualité de leurs amis.

Dans cette étude, il a été demandé aux étudiants de savoir s'ils trouvaient normal ou anormal qu'un jeune garçon ou une jeune fille déjà à l'université n'ait jamais eu de rapports sexuels.

Les réponses à cette question révèlent que près de huit jeunes sur dix (78,9 %) trouvent anormal à ce qu'un jeune à l'université n'ait pas encore eu des rapports sexuels. Cette proportion est de 74,1 % chez les garçons contre 85,0 % chez les filles.

La prise en compte de certaines caractéristiques (Tableau 3.10) (à l'exception des modalités à faible effectif) des enquêtés, ne modifie pas du tout la tendance observée ci-dessus en ce qui concerne les opinions des filles et des garçons. Cela malgré la différence des proportions selon les religions, les promotions ou les âges. Il s'agit notamment de leur religion au moment de l'enquête, religion qualifiée de « religion actuelle » dans cette étude, de leur promotion ou du niveau d'études à l'université et leurs âges.

Les garçons protestants sont un peu plus nombreux (77,6 %) à afficher des attitudes favorables à la sexualité à l'université que les catholiques, ceux croyants à d'autres religions chrétiennes ainsi que ceux de groupe de prières ou églises de réveil. Ils représentent respectivement 73,3 %, 75,3 % et 73,6 %. Chez les filles, celles qui se déclarent d'autres religions chrétiennes sont nombreuses (89,1 %) à estimer normal le fait d'être sexuellement actives à l'université. Elles sont suivies des catholiques (86,7 %), des groupes de réveil (82,2 %) et des protestantes (81,1 %). Cette vision contraire à l'enseignement chrétien montre bien le changement intervenu dans la conception de la sexualité et de son vécu par les jeunes.

Les opinions des enquêtés sur cette question, d'après leur niveau d'études, ne varient pas chez les filles. Celles du premier comme du second cycle semblent avoir la même opinion. En effet, 85 % des filles de chacun de deux cycles sont favorables l'activité sexuelle à l'université. Il se dégage un petit écart entre les deux cycles chez les garçons. 72 % du premier cycle contre 74 % du second cycle sont favorables.

À l'université, l'âge n'est pas forcément corrélé au niveau d'études. Il semble cependant avoir une tendance (négative) avec l'opinion sur l'activité sexuelle à l'université du moins chez les garçons. En effet, si les plus jeunes sont plus favorables à la sexualité préconjugale, les jeunes adultes tendent à ne pas approuver cette pratique. Ils sont 76 % de 20-24 ans, 74 % à 25-29 ans et 69 % à 30 ans et plus, des jeunes garçons qui approuvent la sexualité des jeunes à l'université. Du côté des filles, ce sont les plus « âgées », c'est-à-dire celles de 30 ans et plus qui sont majoritaires à approuver cette pratique (tableau 3.10).

***Tableau 3.10. Répartition des étudiants favorables l'activité sexuelle à l'université selon certaines de leurs caractéristiques sociodémographiques***

| Caractéristiques sociodémographiques | Sexe | | | |
|---|---|---|---|---|
| | Masculin | | Féminin | |
| | Effectif | % | Effectif | % |
| **Religion actuelle** | | | | |
| Catholique | 217 | 73,3 | 229 | 86,7 |
| Protestante | 97 | 77,6 | 73 | 81,1 |
| Kimbanguiste | 9 | 90,0 | 6 | 100,0 |
| Autres religions chrétiennes | 58 | 75,3 | 57 | 89,1 |
| Groupes ou églises de réveil | 106 | 73,6 | 83 | 82,2 |
| Autres religions non chrétiennes | 9 | 52,9 | 1 | 33,3 |
| **Total** | 496 | 74,1 | 449 | 85,0 |
| **Promotions** | | | | |
| Premier cycle | 305 | 72,4 | 320 | 85,1 |
| Second cycle | 190 | 77,2 | 127 | 85,2 |
| **Total** | 495 | 74,2 | 447 | 85,1 |
| **Groupes d'âge** | | | | |
| 15-19 ans | 11 | 84,6 | 22 | 91,7 |
| 20-24 ans | 192 | 76,2 | 273 | 84,8 |
| 25-29 ans | 220 | 73,6 | 125 | 83,9 |
| 30 ans et plus | 70 | 68,6 | 29 | 87,9 |
| **Total** | 493 | 74,0 | 449 | 85,0 |

*Source : Enquête CAP Etudiants/Unikin (2004)*

Après l'évaluation du niveau de connaissance et la découverte des opinions (attitudes) des enquêtés sur les diverses questions analysées dans les deux sections ci-dessus, la section suivante tente de rendre compte de leurs pratiques ou comportements en matière de la sexualité.

## 3.3. Activité sexuelle des étudiants et ses conséquences

L'activité sexuelle est un champ très vaste qui comprend des émotions, des sentiments, des gestes, des pratiques... qui peuvent être différemment interprétés selon que l'on est acteur ou observateur. Dans cette étude, il a été privilégié des aspects (conditions et circonstances) qui peuvent conduire à l'accouplement. Au-delà de l'environnement d'occurrence des rapports sexuels des étudiants enquêtés, l'étude s'est également intéressée à l'issue des rapports sexuels. En effet, outre le plaisir qu'ils procurent, les rapports sexuels, s'ils ne sont pas entourés de précautions (protection ou contraception) peuvent se solder soit par une infection sexuellement transmise, soit par une grossesse adolescente. Celle-ci peut aussi se terminer soit par un avortement, soit par une naissance vivante ou un mort-né.

Dans tous les cas, ces risques des rapports sexuels sont à considérer dès la première tentative ou la première fois.

### 3.3.1. Première expérience sexuelle des étudiants

#### A. Intensité de la primosexualité et caractéristiques des enquêtés au premier rapport sexuel

D'après Bozon (1993), le premier rapport sexuel est un événement inoubliable dans la vie d'une personne. Il renseigne le plus souvent sur la suite de l'activité sexuelle de celle-ci.

L'analyse des attitudes des étudiants sur l'activité sexuelle à l'entrée de l'université a révélé dans leur chef une forte propension pour les relations sexuelles. Rappelons que 78,9 % d'étudiants ont estimé normal, le fait d'avoir déjà eu de rapports sexuels lorsque l'on se trouve à l'université. Cette proportion n'est pas du tout éloignée de celle des étudiants qui déclarent avoir déjà eu des rapports sexuels pénétratifs qui est de l'ordre de 77,4 % (925) d'étudiants. Ces deux proportions occultent cependant une contradiction entre les opinions des filles et des garçons sur la sexualité à l'université et leur entrée effective dans la sexualité adulte. Comme le montre le graphique 3.3 ci-après, 74,1 % des garçons étaient favorables à la pratique de la sexualité à l'université contre 85,0 % des filles. Dans les faits, ce sont les garçons qui sont majoritaires (85,6 %) à avoir déjà eu des rapports sexuels que les filles (67,0 %).

***Graphique 3.3. Proportion des étudiants selon leurs attitudes sur l'activité sexuelle à l'université et leur initiation sexuelle***

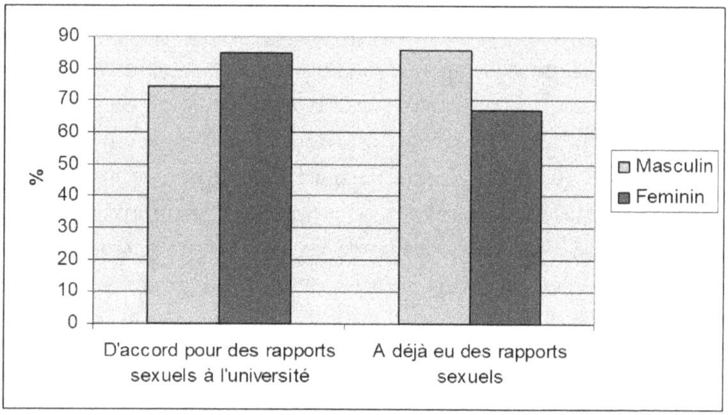


*Source : Enquête CAP Etudiants/Unikin (2004)*

L'âge minimal au premier rapport sexuel de ces étudiants est de dix ans pour les garçons et onze ans pour les filles[11]. Jusqu'au moment de l'enquête (2004), l'âge maximal pour les garçons était de trente et deux ans et de vingt-neuf ans pour les

[11] D'après MICS2-RDC (2002, p. 162), 2 % des filles ont eu leur premier rapport sexuel avant douze ans (c'est-à-dire de huit à onze ans). Sans méconnaître le phénomène, ces affirmations nécessitent d'être relativisées. Il peut s'agir d'un problème relatif à la qualité des données ou de définition du rapport sexuel lui-même.

filles. Estimé d'après la méthode de Kaplan-Meier (KM), l'âge médian au premier rapport sexuel, c'est-à-dire, l'âge auquel la moitié des étudiant(e)s filles comme des garçons a eu son premier rapport sexuel est de dix-neuf ans. Cet âge est de dix-huit ans chez les garçons et de vingt ans chez les filles.

Le graphique 3.4 ci-dessous, qui est la fonction de survie de Kaplan-Meier, indique qu'à chaque âge, les garçons entrent tôt en activité sexuelle que les filles. Les croix sur ces graphiques représentent les moments auxquels des individus sortent d'observation (censures). Il s'agit des individus qui sont encore vierges ou chastes à ces âges.

*Graphique 3.4. Fonction de survie ou de séjour en état de virginité ou de chasteté sexuelle (Estimation de Kaplan Meier) par les étudiants enquêtés*

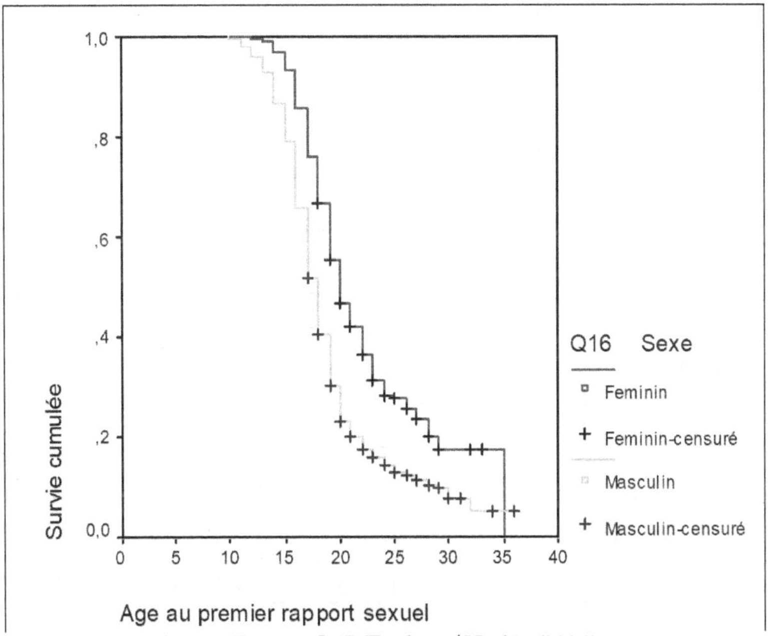


*Source : Enquête CAP Etudiants/Unikin (2004)*

Outre le sexe, et l'âge au premier rapport sexuel, l'étude a saisi également le niveau d'études au premier rapport sexuel.

Ces caractéristiques permettent de se faire l'idée sur l'histoire sexuelle des étudiants enquêtés du moins en ce qui concerne leur initiation sexuelle.

Les garçons sont entrés assez tôt et même assez nombreux dans la sexualité adulte que les filles avant l'âge de vingt ans comme l'indique le tableau 3.11 ci-après. Avant quinze ans, près de 16 % des garçons avaient expérimenté leur premier rapport sexuel contre 5 % des filles. C'est entre quinze et dix-neuf ans que tous les deux sexes sont entrés massivement avec prédominance des garçons soit près de sept garçons contre six filles. La tendance se renverse entre vingt et vingt-cinq ans où les filles sont plus nombreuses dans l'initiation sexuelle que les garçons.

***Tableau 3.11. Répartition des étudiants enquêtés par sexe selon l'âge et le niveau d'études au premier rapport sexuel***

| **Caractéristiques sociodémographiques** | **Sexe** | | **Total** |
|---|---|---|---|
| | **Masculin** | **Féminin** | |
| **Âge au premier rapport sexuel (années révolues)** | | | |
| 10-14 | 15,8 | 4,5 | 11,5 |
| 15-19 | 66,1 | 62,0 | 64,5 |
| 20-24 | 16,0 | 31,2 | 21,8 |
| 25 ans et plus | 2,1 | 2,3 | 2,2 |
| **Total** | **100 (569)** | **100 (353)** | **100 (922)** |
| **Niveau d'étude au premier rapport sexuel** | | | |
| À l'école primaire | 5,1 | 0,8 | 3,4 |
| Aux humanités | 85,3 | 67,4 | 78,5 |
| À l'université | 9,6 | 31,7 | 18,1 |
| **Total** | **100 (573)** | **100 (356)** | **100 (929)** |

*Source : Enquête CAP Etudiants/Unikin (2004)*

C'est avec raison que la grande majorité des enquêtés trouvait anormal le fait d'être sexuellement non actif à l'entrée à l'université. En effet, près de 80 % des étudiants sexuellement actifs, dont 85,3 % des garçons et 67,4 % des filles avaient expérimenté leur premier rapport sexuel encore aux humanités. Les filles sont relativement assez nombreuses que les garçons, soit 31,7 % contre 9,6 %, à avoir eu leur premier rapport sexuel à l'université.

Pour une bonne documentation du premier rapport, Bozon (1993) propose à ce qu'il soit décrit les conditions et circonstances d'occurrence des rapports sexuels afin de se rendre compte de la manière dont les partenaires s'exposent notamment au risque d'IST/VIH/SIDA.

### B. Contexte du premier rapport sexuel

Les liens entre les partenaires, l'initiative du rapport sexuel, l'occasion de rencontrer des partenaires, la nature du rapport (volontaire ou forcé) et l'utilisation ou non du préservatif, le lieu où l'endroit d'accouplement... font partie du contexte d'occurrence d'un rapport sexuel. Ces aspects ont été saisis dans cette étude en rapport avec le premier rapport sexuel et sont rapportés au tableau 3.12 ci-dessous.

Outre ces aspects, il a été également demandé aux étudiants de savoir si les relations entre copain et copine, qualifiées autrement de copinages, conduisaient nécessairement aux relations sexuelles. Si pour 42 % d'étudiants, le copinage ne conduit pas aux relations sexuelles, il en est une voie obligée pour 36 % d'enquêtés. Les avis de 22 % d'étudiants ne sont pas tranchés. Pour cette catégorie, le copinage peut parfois amener les copains aux rapports sexuels.

*Tableau 3.12 Répartition des étudiants enquêtés d'après le contexte d'occurrence de leur premier rapport sexuel*

| Contexte d'occurrence du premier rapport sexuel | Masculin | Féminin | Total |
|---|---|---|---|
| **Lien avec le premier partenaire sexuel** | | | |
| Ami(e), copain (copine), fiancé(e) | 87,6 | 95,5 | 90,6 |
| Autres | 12,4 | 4,5 | 9,4 |
| Total | 100 (573) | 100 (354) | 100 (927) |
| **Initiative du premier rapport sexuel** | | | |
| De moi | 66,4 | 6,5 | 43,4 |
| Du (de la partenaire) | 12,1 | 74,6 | 36,1 |
| De nous deux | 18,0 | 16,9 | 17,6 |
| Des amis (es) | 3,3 | 1,4 | 2,6 |
| Des parents | 0,2 | 0,6 | 0,3 |
| Total | 100 (571) | 100 (355) | 100 (926) |
| **Nature du premier rapport sexuel** | | | |
| Volontaire | 94,7 | 78,0 | 88,3 |
| Forcé | 5,3 | 22,0 | 11,7 |
| Total | 100 (570) | 100 (354) | 100 (924) |
| **Utilisation du préservatif lors au premier rapport** | | | |
| Oui | 21,8 | 20,6 | 21,4 |
| Non | 78,2 | 79,4 | 78,6 |
| Total | 100 (573) | 100 (354) | 100 (927) |
| **Circonstances du premier rapport sexuel** | | | |
| Sortie programmée | 46,8 | 46,6 | 46,7 |
| Rencontre amicale | 34,3 | 37,6 | 35,6 |
| Manifestations (scolaires, académiques, familiales) | 9,5 | 5,1 | 7,8 |
| Autres circonstances | 9,5 | 10,7 | 9,9 |
| Total | 100 (571) | 100 (354) | 100 (925) |
| **Lieu d'accouplement au premier rapport sexuel** | | | |
| Chez l'un des partenaires | 42,1 | 64,2 | 50,6 |
| Chez l'ami de l'un des partenaires | 45,3 | 29,6 | 39,2 |
| Hôtel, home, salle de classe, maquis et autres | 12,6 | 6,2 | 10,2 |
| Total | 100 (570) | 100 (355) | 100 (925) |

*Source : Enquête CAP Etudiants/Unikin (2004)*

Paradoxalement, l'examen des liens entre les partenaires des enquêtés au premier rapport sexuel révèle que près de 91 % des premiers partenaires des étudiants entretenaient avec ces derniers des relations de copinage ou de fiançailles. Ces relations semblent être le cadre privilégié dans lequel les filles principalement expérimentent leur premier rapport sexuel dans la mesure où près de 96 % des filles contre 88 % des garçons ont eu leur premier rapport sexuel dans ce cadre.

Bien qu'il n'ait pas été demandé aux enquêtés la raison ayant justifié leur premier rapport sexuel, le cadre relationnel d'occurrence de ce premier rapport sexuel, c'est-à-dire, la nature des liens (copinage ou fiançailles) induit un climat de confiance. Outre ce climat, l'amour et/ou les projets de mariage que se déclarent et se promettent les partenaires auraient grandement pesé dans la décision d'avoir de rapport sexuel et/ou de le protéger. Ce climat de confiance transparaît à travers le caractère volontaire de ce premier rapport sexuel, car, 88 % des enquêtés, soit, 95 % des garçons et 78 % des filles déclarent avoir eu ce rapport de manière volontaire.

Ce caractère globalement volontaire du premier rapport sexuel parmi les enquêtés occulte une autre information qui serait une des explications de la grande proportion des garçons parmi ceux qui ont conclu ce rapport sexuel volontairement. Il s'agit bien du sexe de l'initiateur de ce rapport.

L'on sait que, dans chaque couple, la décision d'avoir de rapport sexuel fait toujours suite d'abord à une sollicitation d'un des partenaires puis au consentement de l'autre après persuasion par l'initiateur de l'acte. Il ressort des données du tableau 3.12 ci-dessus que l'initiative de ce premier rapport sexuel a été prise, pour la quasi-totalité des enquêtés sexuellement actifs à l'intérieur du couple. Dans près de 43 % de cas, l'initiative a été prise par les étudiants enquêtés et par un de partenaires dans 36 % de cas. C'est dans 18 % de cas que l'initiative a été prise par les deux partenaires.

Dans tous les cas, c'est-à-dire, que l'enquêté ou son partenaire soit initiateur, il se dégage du tableau 3.12 ci-avant que le garçon reste toujours celui qui propose le premier à la fille l'idée de s'accoupler. En effet, 66 % des étudiants enquêtés déclarent avoir été initiateurs de leur premier rapport sexuel alors que, pour 75 % des filles, ce sont leurs premiers partenaires sexuels masculins qui en étaient initiateurs. Cette question d'initiative ou de négociation de rapport sexuel soulève une autre : la négociation du préservatif.

Il n'a pas été posé aux étudiants (21 % au total soit 22 % des garçons et 21 % des filles) qui avaient utilisé le préservatif au premier rapport sexuel la question afin de connaître l'initiateur. Elle a été par contre posée à propos du dernier rapport sexuel.

Comme pour l'initiative du premier rapport sexuel, l'initiative d'utilisation du préservatif au dernier rapport sexuel a été majoritairement prise par les garçons. En effet, 85 % des 124 étudiants contre 57 % des 58 étudiantes qui ont utilisé le préservatif au dernier rapport sexuel avaient initié et convaincu leurs partenaires pour l'usage du préservatif.

Ces deux cas d'initiation de rapports sexuels et d'utilisation du préservatif illustrent bien le fort pouvoir de persuasion qu'ont les garçons par lequel ils peuvent entraîner les filles à conclure de rapports sexuels ou à les protéger. Malgré cet atout, outre le caractère non occasionnel ou accidentel du premier rapport sexuel, l'aspect volontaire du rapport sexuel, le caractère prémédité de l'initiateur, les circonstances ayant conduit à la rencontre pour conclure ce rapport et surtout les lieux « rassurants » d'accouplement, le préservatif n'a été utilisé que par 21 %.

En effet, avant de se rendre sur les lieux d'accouplement qui sont généralement les domiciles d'un des partenaires (50,6 %) ou de l'ami d'un des partenaires (39,2 %), ils s'étaient préalablement rencontrés à des endroits divers. Près de 47 % avaient programmé leurs sorties ayant conduit aux rapports sexuels. Pour 37 % d'enquêtés, le premier rapport sexuel a été consommé à l'issue d'une rencontre amicale. Les autres indiquent qu'ils avaient eu ce rapport à l'occasion de diverses manifestations (scolaires, académiques ou familiales) et autres circonstances.

Ces endroits d'accouplement assez sûrs n'ont cependant pas permis la protection de ces rapports par l'utilisation d'un préservatif. Ils ont par ailleurs favorisé des accouplements forcés.

## Qu'en est-il du caractère « forcé » du premier rapport sexuel chez les étudiants enquêtés ?

À la question de savoir si leur premier rapport sexuel était volontaire ou forcé, près de 12 % (108) d'étudiants ont déclaré avoir été forcés soit 5 % des garçons et 22 % des filles.

Considérant le cadre des relations (copinage, fiançailles) dans lequel ce rapport a eu lieu et le fait que les garçons ont été dans la plupart de cas des initiateurs ou premiers demandeurs de ce rapport, en plus du fait que les filles majoritaires les « forcés », il y a lieu de penser à l'échec de la persuasion.

Quelle que soit la nature de la contrainte exercée par un des partenaires pour parvenir au rapport sexuel, faute de consentement d'un partenaire (même après persuasion), un tel rapport sexuel a été qualifié de « forcé » dans cette enquête. Il est donc important de savoir dans quelles circonstances exactement cette violence a été commise et quelles sont les caractéristiques des étudiants qui en ont connue. Celles-ci sont rapportées dans les tableaux 3.13 et 3.14 ci-après, sur dix étudiants qui avaient eu leur premier rapport sexuel par la force, c'est-à-dire de manière non consensuelle, sept étaient des filles.

Ces étudiants sont actuellement en graduat pour la grande majorité (69 %). Pour la plupart d'étudiants (87 %) qui ont eu ce rapport sexuel de manière non consensuelle, ils l'ont eu avec un(e) copain (copine), un(e) ami(e) ou un(e) fiancé(e). Au moment de ce premier rapport « forcé », la plupart d'entre eux (75,0 % soit 77 % des garçons et 74 % des filles) étaient aux humanités. La faiblesse des proportions de ceux qui ont ce rapport à la suite d'une sortie programmée (19 %) et surtout le doublement des proportions relatives aux autres occasions (manifestations festives y compris des rencontres amicales) comparativement à la population générale (étudiants sexuellement actifs de l'échantillon) réconforte la thèse d'un rapport sexuel abusif.

Ces occasions sont souvent le cadre d'innombrables abus qui peuvent être du genre : intimidation, pression morale, chantage, tromperie, consommation forcée d'alcool ou de drogue, menace d'abandon d'une relation… (YouthNet, 2004)[12]. Ces abus n'ont pas été malheureusement saisis dans cette étude.

---

[12] YouthNet, 2004, « Rapports sexuels non consensuels chez les jeunes », n° 10, mai 2004.

*Tableau 3.13. Proportion (%) des enquêtés ayant eu un premier rapport sexuel non consensuel selon leurs niveaux d'études à ce rapport sexuel et à l'enquête d'après leur sexe*

| **Niveau d'études des jeunes ayant connu un premier rapport sexuel non consensuel** | **Sexe** | | **Total** |
|---|---|---|---|
| | **Masculin** | **Féminin** | |
| **Niveau d'étude au premier rapport sexuel** | | | |
| À l'école primaire | 13,3 | 1,3 | 4,6 |
| Aux humanités | 76,7 | 74,4 | 75,0 |
| À l'université | 10,0 | 24,4 | 20,4 |
| **Niveau d'études actuel** | | | |
| Premier cycle | 70,0 | 67,9 | 68,5 |
| Second cycle | 30,0 | 32,1 | 31,5 |
| **Total** | **100 (30)** | **100 (78)** | **100 (108)** |

*Source : Enquête CAP Etudiants/Unikin (2004)*

*Tableau 3.14. Répartition des jeunes ayant connu un premier rapport sexuel non consensuel selon le contexte d'occurrence de ce rapport d'après leur sexe*

| **Contexte du premier rapport sexuel non consensuel** | **Sexe** | | **Total** |
|---|---|---|---|
| | **Masculin** | **Féminin** | |
| **Circonstances du premier rapport sexuel** | | | |
| Sortie programmée | 27,6 | 15,4 | 18,7 |
| Rencontre amicale | 17,2 | 52,6 | 43,0 |
| Manifestations (scolaires, académiques, familiales) | 27,6 | 6,4 | 12,1 |
| Autres circonstances | 27,6 | 25,6 | 26,2 |
| **Lieu d'accouplement au premier rapport sexuel** | | | |
| Chez l'un des partenaires | 43,3 | 61,5 | 56,5 |
| Chez l'ami de l'un des partenaires | 33,3 | 30,8 | 31,5 |
| Hôtel, home, salle de classe, maquis et autres | 23,3 | 7,7 | 12,0 |
| **Utilisation du préservatif lors du premier rapport** | | | |
| Oui | 26,7 | 20,8 | 22,4 |
| Non | 73,3 | 79,2 | 77,6 |
| **Lien avec le premier Partenaire sexuel** | | | |
| Ami(e), copain (copine), fiancé(e) | 70,0 | 93,6 | 87,0 |
| Autres | 30,0 | 6,4 | 13,0 |
| **Total** | **100 (30)** | **100 (78)** | **100 (108)** |

*Source : Enquête CAP Etudiants/Unikin (2004)*

Dans tous les cas, les conditions et circonstances d'occurrence du premier rapport sexuel influencent d'une manière ou d'une autre la poursuite de la vie sexuelle d'un individu. Celle des étudiants enquêtés est analysée dans la section ci-dessous.

### 3.3.2. Activité sexuelle récente et comportements sexuels à risque

#### A. Activité sexuelle récente

Dans cette étude, l'accent n'a été mis que sur l'activité sexuelle récente. Celle-ci est saisie à partir des rapports sexuels conclus au cours des trois mois ayant précédé l'enquête à partir de la question : « *Vous est-il arrivé ces 3 derniers mois d'avoir des rapports sexuels ?* ». Comme on peut s'en rendre compte, cette question, bien que permettant de se rendre compte de l'hypersexualité ou non des intéressés, sous-estime dans l'entre-temps le phénomène. En effet, ceux des enquêtés qui auraient connu une activité sexuelle intense et qui l'auraient suspendu trois mois avant l'enquête, pour une raison de santé par exemple, seront considérés à tort comme ayant modifié leurs comportements sexuels.

Dans tous les cas, sur les 966 étudiants sexuellement actifs, 454 seulement (273 garçons et 181 filles) soit 47 % déclarent avoir eu au moins un rapport sexuel au cours des trois mois ayant précédé l'enquête. On retrouve par rapport au sexe, la même proportion d'étudiants pour chaque sexe, c'est-à-dire, 47 % ayant eu de rapports sexuels durant cette période.

Le tableau 3.15 ci-dessous donne quelques informations à propos de l'intensité de l'activité sexuelle des étudiants d'après certaines de leurs caractéristiques sociodémographiques. Par rapport à l'âge, les jeunes de 20-24 ans sont globalement nombreux à avoir eu des rapports sexuels durant les trois mois ayant précédé l'enquête. Ils représentent près de 45 % contre 40 % des jeunes âgés de 25-29 ans. Les garçons de cette tranche d'âge accusent une sexualité intense que ceux des autres âges. Ils représentent 47 % contre 34 % de ceux de la tranche d'âge 20-24 ans. Chez les filles, celles qui accusent une sexualité intense durant cette période sont âgées de 20-24 ans. Elles sont estimées à 61 % de l'ensemble des filles ayant des rapports sexuels dans les trois mois ayant précédé l'enquête.

Il se dégage également de ce tableau que, durant les trois mois passés, les étudiants de la faculté de droit et des lettres ont brillé dans la sexualité « pénétrative » suivis de ceux des sciences sociales et des sciences médicales et humaines. Ils représentent respectivement 44 %, 26 % et 23 %. Chez les garçons comme chez les filles, cet ordre se confirme également avec des légers écarts des proportions entre filles et garçons selon les facultés. En effet, les filles de droit et des lettres étaient nombreuses dans l'activité sexuelle que les garçons des mêmes facultés avec respectivement 48 % contre41%. Cette tendance se renverse sciences sociales où l'on trouve un rapport de trois garçons contre deux filles. C'est en médecine et sciences humaines que les deux sexes ont presque la même intensité (23 % pour les garçons et 22 % pour les filles) de l'activité sexuelle.

*Tableau 3.15. Proportions d'étudiants sexuellement actifs ayant conclu au moins un rapport sexuel au cours des trois mois précédant l'enquête selon certaines de leurs caractéristiques sociodémographiques.*

| **Caractéristiques sociodémographiques** | **Sexe** | | |
|---|---|---|---|
| | **Masculin** | **Féminin** | **Total** |
| **Groupes d'âge** | | | |
| 15-19 ans | 0,4 | 1,1 | 0,7 |
| 20-24 ans | 33,7 | 61,3 | 44,7 |
| 25-29 ans | 47,3 | 28,2 | 39,6 |
| 30 ans et plus | 18,7 | 9,4 | 15,0 |
| **Facultés ou domaines de formation** | | | |
| Sciences sociales | 28,6 | 23,2 | 26,4 |
| Sciences Méd. et humaines | 22,7 | 22,1 | 22,5 |
| Sciences exactes | 7,7 | 6,6 | 7,3 |
| Lettres et Droit | 41,0 | 48,1 | 43,8 |
| **Promotions** | | | |
| Premier cycle | 55,9 | 69,4 | 61,3 |
| Second cycle | 44,1 | 30,6 | 38,7 |
| **Religion actuelle** | | | |
| Catholique | 50,2 | 58,6 | 53,5 |
| Protestante | 17,9 | 14,9 | 16,7 |
| Kimbanguiste | 1,8 | 1,1 | 1,5 |
| Autres religions chrétiennes | 8,4 | 9,9 | 9,0 |
| Groupe de réveil | 17,2 | 14,9 | 16,3 |
| Autres religions non chrétiennes | 4,4 | 0,6 | 2,9 |
| **Statut dans l'activité secondaire** | | | |
| Propriétaire | 63,0 | 54,5 | 61,1 |
| Employé(e) | 30,1 | 40,9 | 32,6 |
| Aide ou bénévole | 1,4 | 4,5 | 2,1 |
| Copropriétaire | 5,5 | - | 4,2 |

*Source : Enquête CAP Etudiants/Unikin (2004)*

Nous avons vu que la grande majorité (près de 79 %) des jeunes enquêtés a expérimenté le premier rapport sexuel à l'école secondaire.

À l'UNIKIN, ce sont les jeunes du premier cycle qui sont relativement nombreux (61 %), les filles plus que les garçons (69 % contre 56 %) à avoir eu au moins un rapport sexuel au cours des trois derniers mois. Ce qui est curieux de constater est la faible influence qu'exerce la religion surtout chrétienne sur les étudiants qui ont du mal à s'abstenir des rapports sexuels préconjugaux. Sans tenir compte de leurs religions d'origine, la quasi-totalité (98,3 %) des étudiants enquêtés se déclarent d'une religion chrétienne. On sait que ces religions sont hostiles aux rapports sexuels préconjugaux comme extra-conjugaux. Pourtant, 99,4 % des étudiants qui déclarent avoir eu de rapports sexuels durant les trois mois ayant précédé l'enquête sont des chrétiens.

Il semble en outre que le fait d'exercer une activité secondaire lucrative, et surtout lorsque l'on est responsable ou propriétaire d'une unité de production, serait un des facteurs qui poussent à une activité sexuelle. Sans savoir le sens de cette relation (sexualité et activité lucrative), il se dégage du tableau 3.15 ci-dessus que près de 94 % des étudiants qui ont eu des rapports sexuels récemment exercent une activité professionnelle (secondaire) rémunératrice. Ceci fait penser aux rapports sexuels rémunérés ou motivés par plusieurs et diverses faveurs. Faute d'avoir saisi les motifs à la base de ces rapports sexuels, il n'est pas non plus possible de découvrir ces faveurs qui font que les filles qui exercent une activité donnée puissent être embarquées dans la sexualité[13]. Ceci suppose que les filles entretiennent des garçons pour d'autres visées notamment l'encadrement scientifique.

---

[13] Dans une étude conduite au Nigeria, 57 % des étudiants contre 37 % des étudiantes avaient approuvé l'énoncé selon lequel : « un homme a le droit d'avoir un rapport avec une femme pour laquelle il a dépensé beaucoup d'argent » (YouthNet, 2004).

Cette sexualité, telle qu'elle est vécue, expose dangereusement les étudiants à plusieurs risques d'IST/VIH/SIDA et aux grossesses adolescentes même si eux-mêmes sous-estiment ces risques. Invités à évaluer leur risque d'infection au VIH, 847 étudiants sur 1200 enquêtés, soit 71 %, ont estimé être à l'abri du VIH.

Dans le point suivant, il sera justement question des comportements sexuels qui exposent les étudiants aux IST/VIH et aux grossesses adolescentes.

### B. Comportements sexuels à risque

« *Les comportements sexuels à risque incluent tout rapport sexuel occasionnel non protégé avec un ou plusieurs partenaires ainsi que toute relation sexuelle précoce* » (MICS2, 2002 : 157). Il s'agit des rapports sexuels qui conduisent aux infections (IST/VIH) ou aux grossesses préconjugales ou extra-conjugales.

Outre la primosexualité des étudiants, cette étude s'est intéressée également à la sexualité récente et au multipartenariat de ceux-ci, avec accent sur la protection (utilisation du préservatif) de ces rapports.

#### B.1. Premier rapport sexuel

Le premier rapport sexuel préconjugal est un comportement à risque lorsqu'il est précoce, non protégé et avec un partenaire qui appartient à une catégorie à haut risque sexuellement, à l'instar des professionnels du sexe.

La précocité des relations sexuelles des jeunes est également un comportement à risque par le fait qu'elle les rend plus vulnérables aux IST/VIH/SIDA du fait de l'accroissement de la probabilité d'avoir un grand nombre de partenaires sexuels à cause de l'allongement de la période de la vie sexuelle active (Bozon, 1993 ; Aral *et al.* (1991) cité par B. Ferry, 1995). Cependant, aucune étude ne détermine l'âge normal du début des rapports sexuels. Le plus souvent, il est demandé aux jeunes l'âge qu'ils estiment être l'idéal pour un premier rapport sexuel (Kaptue, 1998).

En rapport avec la maturité biologique et sociale, l'âge idéal d'un rapport sexuel peut être celui de la majorité, c'est-à-dire dix-huit ans. Cet âge correspond également avec la fin des études secondaires. Ainsi, en considérant ce repère, 455 étudiants sur les 922 sexuellement actifs, soit 49,3 %, avaient eu leur rapport sexuel avant dix-huit ans et donc précocement. Le graphique 3.5 ci-dessous compare les étudiants sexuellement actifs selon la nature de leur premier rapport sexuel par sexe.

***Graphique 3.5. Comparaison des étudiants selon la nature de leur premier rapport sexuel***

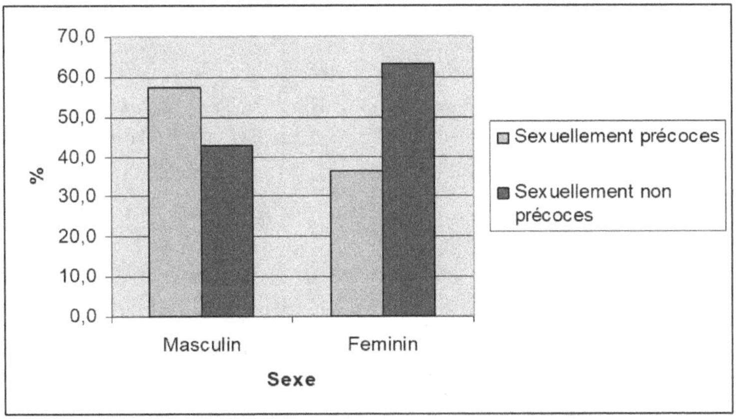


*Source : Enquête CAP Etudiants/Unikin (2004)*

Dans cette population, près de 57 % des garçons contre 37 % des filles ont expérimenté précocement leur premier rapport sexuel.

Pour n'avoir pas saisi toute l'histoire sexuelle des étudiants après leur premier rapport sexuel, l'analyse du risque d'une sexualité subséquente (après un premier rapport sexuel) a porté sur le fait d'avoir eu des rapports sexuels durant les trois mois précédant l'enquête. Comme le montre le graphique 3.6 ci-dessous, sept sur dix garçons sexuellement actifs, de ceux qui ont eu au moins un rapport sexuel au cours des trois mois ayant précédé l'enquête, avaient eu précocement leur premier rapport sexuel. Du côté des filles, ce sont les sexuellement tardives qui sont nombreuses (60,0 %) dans la sexualité récente.

***Graphique 3.6. Proportions des étudiants ayant eu un rapport sexuel dans les trois mois précédant l'enquête selon la nature du premier rapport sexuel et le sexe***

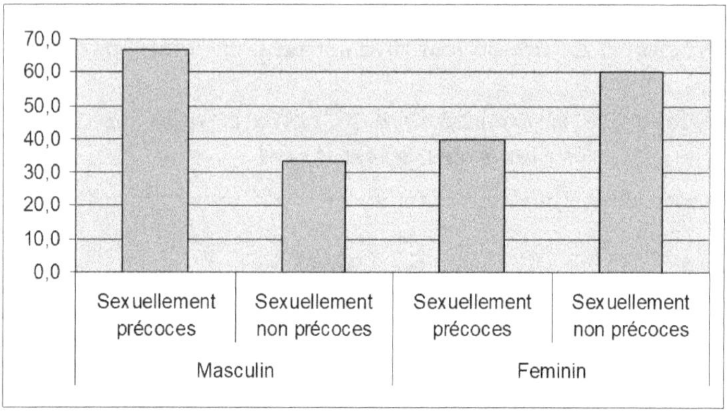


*Source : Enquête CAP Etudiants/ Unikin (2004)*

Nous avons vu que la majorité des étudiants sexuellement actifs a eu son premier rapport avec soit un copain ou une copine soit un(e) ami(e). Même si ce rapport a eu lieu dans une relation qui avait déjà duré, ce premier partenaire ne peut pas être considéré comme habituel. Ceci fait donc du premier rapport sexuel non protégé, un rapport sexuel à risque (Kalambayi, 2004b).

Mais qu'en est-il de la protection des rapports sexuels chez ces jeunes ?

**B.2. Multipartenariat sexuel**

Comme pour le premier rapport, le dernier rapport sexuel (qui peut être aussi le premier) est souvent bien renseigné surtout s'il est assez récent. Cette étude ne s'est pas expressément intéressée ni au dernier rapport ni au nombre de rapports sexuels, mais plutôt au nombre de partenaires sexuels connus au cours d'une période de trois mois précédant l'enquête.

Comme le montre le graphique 3.7, la grande majorité (huit sur dix) d'étudiants qui ont eu de rapports sexuels durant cette période, a eu un seul partenaire sexuel. Par ailleurs, sur les 454 étudiants qui ont eu de rapports sexuels sur cette période, 84 étudiants (77 garçons et 7 filles) soit 18,5 % indiquent également avoir eu plus d'un partenaire sexuel. Les garçons principalement (57 %) attribuent ce recours aux partenaires multiples par la recherche du plaisir alors que 26 % s'y adonnent pour des besoins matériels[14]. En ce qui concerne les filles, leur faible effectif (7) ne permet pas de dégager des tendances cohérentes.

***Graphique 3.7. Proportions des étudiants par sexe selon le nombre des partenaires sexuels durant les trois mois ayant précédé l'enquête***

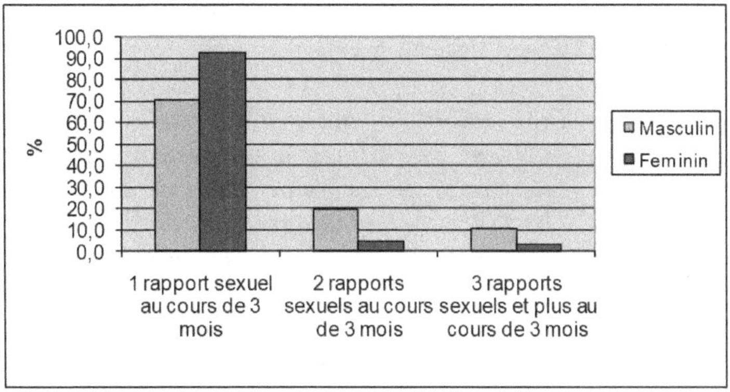


*Source : Enquête CAP Etudiants/ Unikin (2004)*

## Rapports sexuels multiples non protégés

Ce qui inquiète, cependant, dans ce multipartenariat, c'est leur caractère non protégé. En effet, quel que soit le rang d'un rapport sexuel, lorsqu'il n'est pas protégé, il a le risque de con-

---

14 Ces étudiants multiplient des copines qui les entretiennent matériellement alors qu'ils s'occupent à leur tour à faire des devoirs et autres travaux académiques notamment pour les copines.

duire à une infection, à une grossesse préconjugale, extra-conjugale ou conjugale non désirée.

Dans l'analyse des conditions d'occurrence du premier rapport sexuel, nous avons constaté que près de huit jeunes sur dix n'avaient pas utilisé le préservatif. Au dernier rapport sexuel, ce rapport s'est un peu amélioré (tableau 3.16). Environ six jeunes sur dix n'avaient pas utilisé le préservatif soit cinq garçons (50,6 %) contre six filles (63,6 %). Ces non utilisateurs se recrutent plus souvent parmi les étudiants de premier cycle (graduat) (61 %), des facultés de droit et lettres (43 %), du groupe d'âge 20-24 ans (48 %), de la religion catholique (51 %). Dans tous les cas, les filles plus que les garçons ont moins utilisé le préservatif à leur dernier rapport sexuel. La plupart d'entre eux motivent cette non utilisation du préservatif par le souci de prouver la fidélité à leur partenaire (39 %) et aussi par le fait qu'il diminue le plaisir (18 %) (Tableau 3.17).

***Tableau 3.16. Proportions d'étudiants sexuellement actifs n'ayant pas utilisé le préservatif au dernier rapport sexuel selon certaines de leurs caractéristiques socio-démographiques***

| Caractéristiques socio-démographiques | Sexe | | Total |
|---|---|---|---|
| | Masculin | Féminin | |
| **Promotions** | | | |
| Premier cycle | 53,7 | 69,3 | 60,8 |
| Second cycle | 46,3 | 30,7 | 39,2 |
| **Facultés** | | | |
| Sciences sociales | 28,7 | 26,3 | 27,6 |
| Sciences Méd. et humaines | 20,6 | 21,9 | 21,2 |
| Sciences exactes | 8,8 | 7,0 | 8,0 |
| Lettres et Droit | 41,9 | 44,7 | 43,2 |
| **Groupes d'âge** | | | |
| 15-19 ans | | 0,9 | 0,4 |
| 20-24 ans | 33,8 | 64,0 | 47,6 |
| 25-29 ans | 45,6 | 26,3 | 36,8 |

| Caractéristiques socio-démographiques | Sexe | | Total |
|---|---|---|---|
| | Masculin | Féminin | |
| 30 ans et plus | 20,6 | 8,8 | 15,2 |
| **Religion actuelle** | | | |
| Catholique | 46,3 | 56,1 | 50,8 |
| Protestante | 16,9 | 14,9 | 16,0 |
| Kimbanguiste | 2,9 | 0,9 | 2,0 |
| Autres religions chrétiennes | 8,8 | 11,4 | 10,0 |
| Groupe de réveil | 20,6 | 16,7 | 18,8 |
| Autres religions non chrétiennes | 4,4 | | 2,4 |
| **Total de non utilisateurs du préservatif** | **100 (136)** | **100 (114)** | **100 (250)** |

*Source : Enquête CAP Etudiants/Unikin (2004)*

***Tableau 3.17. Répartition (%) d'étudiants sexuellement actifs n'ayant pas utilisé le préservatif au dernier rapport sexuel selon la raison principale de cette non utilisation d'après leur sexe***

| **Raison principale de la non utilisation du préservatif lors du dernier rapport sexuel** | Sexe | | Total |
|---|---|---|---|
| | Masculin | Féminin | |
| Non-disponibilité | 10,9 | 11,5 | 11,2 |
| Trop cher | 1,8 | - | 1,0 |
| Diminue le plaisir sexuel | 11,8 | 25,0 | 18,0 |
| Mon (ma) partenaire le désapprouve | 8,2 | 14,6 | 11,2 |
| Parce qu'il se déchire lors du coït | - | 1,0 | 0,5 |
| Pour prouver ma fidélité à mon (ma) partenaire | 41,8 | 36,5 | 39,3 |
| Manque d'information | 13,6 | 3,1 | 8,7 |
| Sans raison valable | 11,8 | 8,3 | 10,2 |
| **Total de non utilisateurs du préservatif** | **100 (136)** | **100 (114)** | **100 (250)** |

*Source : Enquête CAP Etudiants/Unikin (2004)*

Cette non-protection des rapports sexuels comme la non utilisation de la contraception conduisent tantôt aux infections sexuellement transmissibles tantôt aux grossesses non désirées qui sont des conséquences négatives de l'activité sexuelle.

### 3.3.3. Conséquences de la sexualité irresponsable chez les étudiants

Nous avons vu que les étudiants enquêtés, indistinctement de sexe avaient une bonne connaissance des principales infections et maladies sexuellement transmissibles (à l'exception du chancre mou) ainsi de leurs voies de transmission. Il en est de même des concepts relatifs à la grossesse, à l'avortement et à la contraception.

Malgré cette connaissance assez bonne, la majorité des enquêtés, tout en étant favorable à la sexualité préconjugale continue à adopter des comportements sexuels qui les exposent aux IST et aux grossesses non désirées.

Nous analysons dans cette section les conséquences de cette sexualité en rapport avec les IST et les grossesses non désirées.

#### A. Les infections sexuellement transmises autres que le VIH

La présente étude s'est intéressée à certains des antécédents sexuels qu'auraient connus les étudiants sexuellement actifs durant leur séjour à l'Université de Kinshasa. En effet, près de 7 % de ces derniers déclarent avoir déjà contracté une IST autre que le VIH[15] et 6 % d'entre eux rapportent les signes qu'ils avaient remarqués à l'occasion.

Parmi les plaintes enregistrées, le « chaud pissant » et la blennorragie sont les plus citées respectivement par 57 % et 26 % des étudiants infectés. La première infection est plus indiquée par les filles (63 % contre 48 % des garçons) alors que la seconde, moins mentionnée par les garçons qui déclarent la syphilis (galle) (38 %) en deuxième lieu après le « chaud pissant » (tableau 3.18).

---

15 Aucun étudiant enquêté n'a signalé avoir été infecté par le VIH.

*Tableau 3.18 : Répartition (%) d'étudiants infectés à l'université de Kinshasa selon la nature d'IST et le sexe*

| IST contractée à l'université | Sexe | | Total |
|---|---|---|---|
| | Masculin | Féminin | |
| Chaud en pissant | 47,6 | 63,3 | 56,9 |
| Blennorragie | 14,3 | 3,3 | 7,8 |
| Syphilis (galle) | 38,1 | 16,7 | 25,5 |
| Trichomonas vaginalis | | 16,7 | 9,8 |
| | 100 (21) | 100 (30) | 100 (51) |

*Source : Enquête CAP Etudiants/Unikin (2004)*

Il ressort du tableau 3.19 ci-dessous que les étudiants qui déclarent avoir été autrefois infectés au moins une fois par une IST se répartissent de façon presque égale au premier comme au second cycle indistinctement de sexe. Par faculté, les proportions des filles sont quasi les mêmes, soit 32 à 35 % alors que chez les étudiants des facultés des lettres et de droit semblent les plus vulnérables. Près de 54 % d'entre les infectés sont de ces facultés contre respectivement 25 % et 18 % des sciences médicales et humaines d'une part et sciences sociales d'autre part. Ces proportions, bien qu'indicatives, nécessitent d'être considérées avec prudence à cause de la faiblesse d'effectifs dans certaines modalités et surtout de la surreprésentation des étudiants des facultés des lettres et de droit dans l'échantillon.

*Tableau 3.19 : Proportions d'étudiants ayant contracté une IST à l'Université de Kinshasa selon le niveau d'études, la faculté et le sexe*

| Niveau d'étude actuel | Sexe | | Total |
|---|---|---|---|
| | Masculin | Féminin | |
| Premier cycle | 51,9 | 50,0 | 50,8 |
| Second cycle | 48,1 | 50,0 | 49,2 |
| Total | 100 (27) | 100 (34) | 100 (61) |
| **Facultés** | | | |
| Sciences sociales | 17,9 | 32,4 | 25,8 |
| Sciences Méd. et humaines | 25,0 | 32,4 | 29,0 |

| | | | |
|---|---|---|---|
| Sciences exactes | 3,6 | - | 1,6 |
| Lettres et Droit | 53,6 | 35,3 | 43,5 |
| **Total** | **100**<br>**(28)** | **100**<br>**(34)** | **100**<br>**(62)** |

*Source : Enquête CAP Etudiants/Unikin (2004)*

Comme c'est le cas avec les infections sexuellement transmissibles, certains étudiants sexuellement actifs ont connu des antécédents sexuels en rapport avec les grossesses non désirées ou accidentelles.

### B. Les grossesses non désirées, les avortements et les méthodes contraceptives

L'enquête n'a pas saisi directement l'information sur les grossesses non désirées. Bien que sous-estimée, l'importance de ces grossesses n'est rendue qu'à travers les avortements. Ceux-ci aussi, on le sait, sont rarement déclarés dans les enquêtes par crainte d'être stigmatisés. Nous connaissons l'image que la société se fait des auteurs des avortements.

De manière assez grossière, les données de l'enquête révèlent que 21 filles ont avorté durant leur séjour à l'Université de Kinshasa et 22 aux humanités (tableau 3.20). Ces données ne permettent pas d'identifier les étudiantes qui auraient avorté à la fois aux humanités et à l'université. Dans tous les cas, la majorité des filles auraient connu un seul avortement.

***Tableau 3.20. Répartition des filles ayant avorté à l'université et aux humanités***

| Nombre d'avortements | Pratiqués à l'université | Pratiqués aux humanités |
|---|---|---|
| | Effectif | Effectif |
| Un | 17 | 18 |
| Deux | 2 | 3 |
| Trois | 2 | 1 |
| **Total** | **21** | **22** |

*Source : Enquête CAP Etudiants/Unikin (2004)*

Contrairement aux étudiantes qui semblent s'être retenues dans la déclaration des avortements, plusieurs étudiants (110) affirment avoir fait avorter au moins une fois une partenaire sexuelle.

Comme c'est le cas des étudiantes, il n'est pas précisé le moment auquel ces avortements ont eu lieu. Il n'est donc pas possible de savoir s'ils s'étaient produits lorsque leurs auteurs étaient déjà à l'université ou pas même si le niveau d'études des filles, partenaires sexuelles de ces étudiants a été fourni. En effet, la majorité (62 %) de ces filles, partenaires sexuelles des étudiants étaient de niveau d'études équivalent au niveau primaire et 31 % de niveau secondaire (humanité). Celles qui ont avorté alors à l'université ne sont qu'environ 7 %.

Le faible niveau d'études (primaire et secondaire) de la grande majorité des filles, partenaires des étudiants qui ont fait avorter pose deux problèmes. Le premier concerne le choix des partenaires sexuels des étudiants alors que le second se rapporte à la protection des rapports sexuels et à la contraception. Peut-on penser que le faible effectif des filles du niveau universitaire parmi les filles qui auraient été avortées par les étudiants comme parmi les étudiantes qui ont déclaré avoir avorté soit le fait d'une bonne connaissance et d'une bonne pratique des méthodes contraceptives ?

À propos de la contraception, la question suivante a été posée aux enquêtés : Q.226 « Faites-vous quelque chose pour éviter une grossesse ? ». À cette question, 894 étudiants (92 %) parmi les sexuellement actifs ont répondu par l'affirmatif et ont rapporté les méthodes contraceptives qu'ils utilisent (graphique 3.8).

*Graphique 3.8. Répartition des étudiants sexuellement actifs selon leurs méthodes contraceptives et selon le sexe*

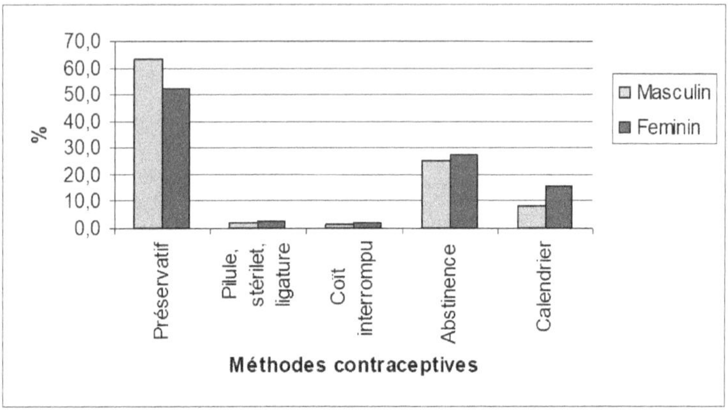


*Source : Enquête CAP Etudiants/Unikin (2004)*

Étonnement, près de 63 % des garçons et 52 % des filles déclarent recourir au préservatif comme méthode contraceptive contrairement à ce qui avait été observé ci-dessus en rapport avec la protection des rapports sexuels contre les IST/VIH/SIDA. Pour rappel, près de 80 % d'étudiants sexuellement actifs n'avaient pas utilisé le préservatif au premier rapport sexuel contre 60 % au dernier.

Cette contradiction qui engendre une « incohérence » ne pourrait-elle pas être le fait d'une mauvaise compréhension de la question Q.222 ci-dessus qui serait comprise en termes de méthode idéale en lieu et place de la méthode réellement utilisée ?

Outre le préservatif, l'abstinence sexuelle et la méthode de calendrier font partie des principales méthodes contraceptives des étudiants. Environ 25 % des garçons contre 28 % des filles recourent à l'abstinence alors que la méthode de calendrier est utilisée par 8 % des garçons et 16 % des filles.

### 3.3.4. Autres problèmes de la santé sexuelle des étudiants et leurs tentatives de solutions

Les problèmes relatifs à la santé de la reproduction dérivent à la fois de l'activité sexuelle comme de l'inactivité sexuelle pathologique. Trois cas de ce registre ont préoccupé les chercheurs de cette étude à savoir les cas d'éjaculation précoce, de faiblesse sexuelle et de frigidité.

L'exploration des données relatives à ces pathologies révèle la quasi-inexistence de ces problèmes de santé sexuelle parmi les étudiants enquêtés car, moins de 5 % d'étudiants sexuellement actifs auraient été consulté un personnel de santé (médecin, infirmier ou tradipraticien) ces cas. Ils étaient 22 à consulter la faiblesse sexuelle ; 18 pour l'éjaculation précoce et 2 étudiantes pour la frigidité.

## Conclusion partielle

Les résultats des analyses sur le chapitre portant sur les connaissances, attitudes et pratiques sur la santé de la reproduction et les IST/VIH/SIDA auprès des étudiants montrent ce qui suit :

- Sur le plan des connaissances, de tous les concepts sur lesquels avait porté l'enquête, la santé de reproduction est le concept le moins connu ; seulement quatre étudiants interviewés sur dix en ont déjà entendu parler. Quant aux maladies sexuellement transmissibles, le SIDA est plus connu que les IST, tant sur ses symptômes que sur ses modes de transmission. Et les sources des connaissances les plus importantes sont : les médias y compris la lecture et les cours à l'école ou à l'Université ; six enquêtés sur dix déclarent avoir tiré leurs connaissances de ces sources. De manière plus spécifique, les médias parlent plus de la maternité irresponsable et de la santé de reproduction alors que la lecture et l'école (Université) informent plus sur la ménopause, la frigidité et la contraception.

Dans ce même ordre d'idée, les médias semblent insister plus sur le SIDA que sur les autres IST. Ces dernières étant plus attendues à l'école. Au regard des caractéristiques sociodémographiques des enquêtés, la connaissance de significations exactes des concepts relatifs à la santé de reproduction varie inversement à l'âge. En effet, les définitions sont mieux maîtrisées par les jeunes enquêtés que par leurs aînés ; cinq sur dix des enquêtés de 15-19 ans connaissent exactement les significations de la stérilité masculine et féminine, la ménopause et la frigidité.

Pour le même rapport de cinq enquêtés sur dix, ceux de 25-29 ne connaissent que la signification de trois concepts suivants : la stérilité masculine et féminine et la contraception. Et ceux de 20-24 ans n'en connaissent que deux, pendant que leurs aînés (30 ans et plus) n'en connaissent aucun. Est-ce un effet de mémoire ou de curiosité ? Comme signalé plus haut, le concept de santé de la reproduction reste le moins connu, quelle que soit la caractéristique sociodémographique.

- Sur le plan des attitudes des enquêtés, les résultats indiquent que : 21 % d'étudiants ont déjà fait un test de dépistage du VIH ; sept sur dix hommes et cinq sur dix femmes dépistés pour la transfusion sanguine. Pour les autres raisons, les proportions sont faibles. En rapport avec la stigmatisation, 88 % d'étudiants enquêtés reconnaissent l'existence du SIDA dans leurs quartiers respectifs, mais une diminution de confiance de leur part se fait observée (voir le graphique 2.2. sur les PVV) au fur et à mesure que la nécessité de rapprochement et d'intimité est requise.

À ce sujet, d'une manière générale, les étudiants qui se déclarent des religions chrétiennes semblent plus tolérants que ceux des religions non chrétiennes. Et plus particulièrement, ce sont les membres des groupes de réveil (94,2 %) qui acceptent de s'asseoir à côté d'un PVV contre 93 % du reste des chrétiens, dont les catholiques (91,1 %), qui affichent cette attitude de tolérance. Il faudra encore noter que ce chapitre permet d'observer une propension assez élevée de 85 % des étudiants, sans distinction de sexe, qui sont favorables à l'activité sexuelle à l'Université, surtout ceux du second cycle.

- Sur le plan d'activité sexuelle des étudiants enquêtés et ses conséquences (pratiques), on note que 78,9 % d'étudiants interrogés estiment qu'il est normal le fait d'avoir déjà expérimenté les rapports sexuels lorsque l'on se trouve à l'Université. À ce propos, on note que 80 % d'étudiants enquêtés ont expérimenté pour la prière fois leurs rapports sexuels aux humanités. Et la distribution selon le sexe montre que 85 % des garçons interrogés et 67 % des filles enquêtées en sont concernés.

  Au niveau de l'Université, seulement 31,7 % et 9,6 % respectivement des filles et des garçons enquêtés reconnaissent y avoir connu pour leur première fois les rapports sexuels. Les estimations faites pour comprendre leur passé sexuel, les statistiques montrent que l'âge minimal au premier rapport sexuel des étudiants interviewés est de dix ans pour les garçons et de onze ans pour les filles. L'âge maximal ^par contre est de trente-deux ans pour les étudiants et vingt-neuf ans pour les étudiantes. Cette différence très serrée des âges extrêmes au premier rapport sexuel se manifeste également au niveau de l'âge médian. Il est de dix-neuf ans soit dix-huit ans chez les garçons et dix-neuf ans chez les filles.

- À propos du cadre des rapports sexuels des étudiants, près de 15 % d'enquêtés pensent que le copinage ne conduit pas aux relations sexuelles et que, pour 36 % il est une voie obligée pour les rapports sexuels sans compter les indifférents (49 %). En réalité, c'est dans le cadre des relations amoureuses du genre « copinage » que 91 % d'étudiants sexuellement actifs ont expérimenté leur premier rapport sexuel. Ce rapport semble avoir été volontaire pour la grande majorité d'étudiants.

  Près de 88 % des enquêtés soit 95 % des garçons et 78 % des filles déclarent avoir eu ce rapport de manière volontaire et, dans la majorité de cas, sous initiative des garçons. Pour 66 % d'étudiants enquêtés, ils étaient initiateurs de leur premier rapport sexuel alors que, pour 75 % des filles, ce sont leurs premiers partenaires sexuels masculins qui en étaient initiateurs. Il a eu lieu au domicile du partenaire (51 % d'enquêtés) ou chez un(e) ami(e) d'un des partenaires (pour 39 % d'interviewés). La nature de ces premiers rapports sexuels est non consensuelle dans une proportion de sept étudiants sur dix enquêtés.

  Par ailleurs, dans un vécu sexuel récent de trois mois précédents la présente étude, il y a lieu de noter que 69 % et 56 % respectivement des filles et des garçons interviewés, reconnaissent avoir eu au moins un rapport sexuel. De ces proportions, 99,4 % sont des chrétiens et 94 % exercent une activité secondaire rémunératrice. Pendant leurs rapports sexuels qui ont eu lieu durant les trois mois ayant précédé l'enquête, huit étudiants sur dix disent n'avoir pas utilisé un préservatif et six sur dix ont affiché le même comportement lors de leurs dernières relations sexuelles pour deux principales raisons suivantes : 39 % pour prouver leur fidélité à leurs partenaires sexuels et 18 % pour éviter la diminution de plaisir sexuel.

- On sait par ailleurs que la grande préoccupation des différents acteurs de la santé de la reproduction est de réduire le plus possible les effets (antécédents) de la sexualité irresponsable par une prise de conscience des dangers d'une telle sexualité. Cet objectif ne sera atteint que lorsque la quasi-totalité de la population intégrera, dans le vécu de sa sexualité, les pratiques de protection et de prévention contre les antécédents sexuels.

  Malgré leur niveau de connaissance assez bonne de divers concepts de la santé de la reproduction, les étudiants continuent à ne pas protéger leurs rapports sexuels. Ceci a conduit certains, près de 7 % à contracter certaines IST autres que le VIH qu'aucun des enquêtés n'a déclaré. Les étudiants autrefois infectés ont plus cité le « chaud pissant » (57 %) et la blennorragie (26 %). Par ailleurs, ces étudiants infectés se répartissent de façon presque équitable (50 %) d'après le sexe et le niveau d'études (cycle) à l'université.

  On note également parmi les antécédents, des cas de grossesses et des avortements. À propos des avortements, certaines filles (21) affirment les avoir déjà pratiqués aux humanités alors que pour d'autres (22), ils sont assez récents, car advenus à l'université. La situation est même beaucoup plus inquiétante pour les étudiants (110) qui ont fait avorter même des filles encore à l'école primaire. En effet, 62 % des filles de ce niveau d'études ont été faites avorter contre 31 % de niveau secondaire (humanité) et environ 7 % de niveau universitaire.

Ce qui est surprenant cependant, c'est le fait que, malgré les faibles proportions des étudiants qui ont déclaré avoir utilisé le préservatif au premier et au dernier rapport sexuel, que près de 63 % des garçons et 52 % des filles déclarent recourir au préservatif comme méthode contraceptive. Dans ce dernier registre, outre le préservatif, près de 30 d'étudiants affirment également recourir à l'abstinence. La méthode de calendrier serait utilisée par 8 % des garçons et 16 % des filles.

Un fait réjouissant cependant est la quasi-inexistence des problèmes de dysfonctionnements de l'appareil génital dans cette population d'étudiants. Très peu de cas, moins de 5 % d'étudiants sexuellement actifs auraient été consulté un personnel de santé pour la faiblesse sexuelle, l'éjaculation précoce et la frigidité.

# CONCLUSION GÉNÉRALE

L'étude dont nous venons de présenter les résultats vise à établir un état des lieux sur les connaissances, les attitudes et les pratiques des étudiants de l'Université de Kinshasa, en matière de la santé de reproduction, précisément des IST/VIH/SIDA et des problèmes touchant directement les grossesses non désirées. Elle est une des étapes du projet SRAJ de l'UNIKIN dont l'objectif principal est la promotion de la santé de reproduction à travers les enseignements, la recherche et l'accès des étudiants aux structures sanitaires et aux produits relatifs à la santé de reproduction. Ce projet procède par une étude d'évaluation des réalités du terrain en exploitant les renseignements issus d'un échantillon tiré par quotas de 1200 étudiants enquêtés appartenant à toutes les 10 facultés que compte l'UNIKIN. Il tire, en outre, quelques indications sur l'analyse des programmes des cours dispensés à l'université de Kinshasa.

Au terme de cette recherche préliminaire du projet SRAJ-UNIKIN, il y a lieu de retenir que compte tenu du caractère interdisciplinaire des notions de santé de reproduction, toutes les facultés peuvent bien insérer un module de santé de reproduction dans leurs programmes respectifs au niveau de tous les deux cycles[16]. Mais celui de graduat serait la cible à cause de son poids démographique plus élevé que celui de licence. À lui seul, il renferme 67 % d'enquêtés et de toutes les filles touchées par l'étude, 71 % sont encore au niveau de premier cycle universitaire. Voilà quelques indications démographiques qui militeraient en faveur de l'insertion des modules sur la santé de reproduction au niveau de graduat.

En rapport avec les caractéristiques sociodémographiques des enquêtés, les résultats de l'enquête sur cet aspect accusent un profil largement vulnérable de ces derniers. En effet, avec

16 La question de savoir comment le faire n'a pas été abordée dans cette étude. Elle fera l'objet d'une autre étude plus spécifique.

24,5 ans d'âge moyen ; la quasi-totalité d'individus sont célibataires et certains entretiennent des relations amoureuses qui sont de nature à les conduire dans l'activité sexuelle.

L'enquête montre aussi que, sur le plan de connaissances des IST/VIH/SIDA et de quelques concepts de santé de reproduction, les modes de transmissions et les symptômes du SIDA sont les mieux connus que ceux des autres IST. En ce qui concerne la connaissance des concepts de santé de la reproduction, l'étude note que les enquêtés les moins âgés maîtrisent mieux les définitions de concepts que les plus âgés. À ce propos, la définition la moins maîtrisée est celle de santé de reproduction, car moins souvent entendu parler. À peine quatre étudiants sur dix en ont déjà entendu parler à travers différentes sources d'information contrairement aux concepts SIDA et autres IST. Le premier est plus diffusé par les médias que par d'autres sources alors que les seconds, c'est-à-dire, les IST (blennorragie, syphilis…), ont été plus entendus dans le cadre des cours.

Sur les attitudes des enquêtés, notons que : 21 % ont déjà fait le dépistage du VIH uniquement pour de raisons de transfusion sanguine. Pour les autres raisons, les proportions restent encore faibles. En matière de stigmatisation, les étudiants qui se sont déclarés de religions chrétiennes semblent plus tolérants que ceux des religions non chrétiennes. Et ce sont les enquêtés des groupes de réveil à 94,2 % qui acceptent de s'asseoir à côté d'un PVV. L'étude fait encore mention de 85 % d'étudiants enquêtés, surtout ceux de second cycle, qui sont favorables à l'activité sexuelle à l'Université.

À propos de l'activité sexuelle (pratiques) et ses conséquences, il y a lieu de mentionner que seulement 31,7 % de garçons et 9,6 % de filles viennent à l'Université sans avoir expérimenté les rapports sexuels. Ainsi, l'âge médian au premier rapport sexuel est de dix-neuf ans soit dix-huit ans chez les garçons et vingt ans chez les filles. À propos de ce premier rapport sexuel, 90,6 % des étudiants enquêtés déclarent l'avoir expérimenté avec un copain, une copine ou un(e) fiancé(e) soit au domicile du partenaire (50,6 % d'enquêtés) ou chez un(e) ami(e) d'un des partenaires pour 39,2 % d'interviewés.

En outre, les résultats de l'étude illustrent que dans la pratique, 14,8 % d'étudiants pensent que le copinage ne conduit pas aux relations sexuelles, alors que 36,2 % déclarent que le copinage est une voie obligée pour les rapports sexuels.

La nature de ces premiers rapports sexuels est non consensuelle dans une proportion de sept étudiants sur dix enquêtés. Par ailleurs, dans un vécu sexuel récent de trois mois précédant l'enquête, les données illustrent que : 69 % des garçons contre 56 % des filles ont connu au mois un rapport sexuel lors desquels huit enquêtés sur dix reconnaissent n'avoir pas utilisé un préservatif. Et lors de toutes leurs dernières relations sexuelles, six sur dix interviewés, déclarent n'avoir pas utilisé les préservatifs pour deux raisons principales : 39 % pour prouver leur fidélité aux partenaires sexuels et 18 % pour éviter la diminution du plaisir sexuel.

En définitive, retenons d'une part qu'au regard des indications sur les programmes des cours à l'Université, l'enseignement et la recherche pluridisciplinaire en santé de la reproduction sont possibles. Ils nécessiteront peut-être une conscientisation et une mobilisation des personnes ressources. D'autre part, les statistiques sur les connaissances, les attitudes et les pratiques des étudiants jusqu'au moment de l'enquête, vis-à-vis du VIH/SIDA, des IST et de la santé de reproduction, prouvent à suffisance que la population estudiantine constitue un groupe cible pour toute initiative de promotion de santé de la reproduction et de lutte contre les IST/VIH/SIDA.

## RECOMMANDATIONS

Au regard des résultats (indicateurs en annexe) de cette enquête initiale du Projet SRAJ-UNIKIN, quelques recommandations suivantes peuvent être formulées :

1) La population estudiantine étant composée des individus provenant de toutes les catégories d'écoles secondaires, il serait souhaitable que le cours d'éducation à la vie soit généralisé à toutes les écoles et classes des humanités (écoles privées, officielles, conventionnées…)
2) L'auto-prise en charge des activités telles que la restauration, le transport, les frais de scolarisation, la lutte pour la survie… ne permettent pas à la majorité d'étudiants d'être de manière régulière aux cours. Ils opèrent souvent le choix de cours à suivre. C'est pourquoi l'insertion d'un module de santé de reproduction et de lutte contre la propagation des IST/VIH/SIDA dans les programmes des cours ne doit pas être un cours à part, au risque d'échapper aux absentéistes. Un effort doit être fourni afin de trouver des points d'insertion des différentes parties du module dans plusieurs cours.
3) L'insertion d'un module de santé de reproduction et de lutte contre les IST/VIH/SIDA ne doit pas se limiter aux facultés cibles du Projet SRAJ-UNINKIN, elle devra se généraliser avec le temps à toutes les facultés de l'Université, voire celles de toutes les Universités du Pays.
4) La présente étude CAP auprès des étudiants aura péché, faute de moyens financiers, pour son caractère vertical, c'est-à-dire qu'elle n'a touché qu'une catégorie d'individus de l'UNIKIN ; les étudiants. Et pourtant, ces derniers sont en contact, pour plusieurs raisons, avec d'autres catégories socio-professionnelles œuvrant sur le site universitaire. De ce fait, il serait intéressant qu'une enquête CAP de type horizontal soit organisée. De cette façon les besoins en santé

de reproduction et de lutte contre les IST/VIH/SIDA de tous les groupes sociaux en présence sur l'Université auront été identifiés et permettraient de dégager des axes d'intervention qui impliqueraient toute la communauté universitaire.

5) Quelques domaines pouvant être ciblés dans le module à proposer :
    - La sexualité précoce
    - La sexualité intense
    - La sexualité non protégée
    - La non utilisation des méthodes contraceptives
    - Les grossesses à risque
    - Les méthodes abortives à risque
    - Le recours aux produits aphrodisiaques modernes et traditionnels

# BIBLIOGRAPHIE


BONGO-PASI W., KALAMBAYI B., NGONDO S., *Santé reproductive, VIH/SIDA et IST en milieu universitaire congolais*, Paris, L'Harmattan, 2015, 135 p.

BONGWELE, O., « Quelques résultats de l'enquête sur les échecs de grossesses au Zaïre », in *Atelier sur les Problèmes de population et le Développement, Actes du Séminaire CENACOF*, Kinshasa, 6-7 août 1985, 19 p.

BOZON, M., « L'entrée dans la sexualité adulte : le premier rapport et ses suites, du calendrier aux attitudes », in *Population*, 5, Paris, INED, 1993, pp. 1317-1352.

DEVEY, M., « Églises de réveil ou d'endormissement ? », in *Afrique-Enjeux*, 2004, [en ligne]. URL : http://www.blackmap.com/contenus/afrique_enjeux/dossiers_reveil_eglises.htm, consulté, le 20 janvier 2016.

FAMILY HEALTH INTERNATIONAL, « Abstinence, moins de partenaires, préservatif, trois messages complémentaires », in *Net Work*, vol. 23, n° 2, 2004, p.19.

FERRY, B., « Systèmes d'échanges sexuels et transmission du VIH/SIDA dans le contexte africain », in C. Becker et al. (éd.), *Vivre et penser sida en Afrique*, Paris, Karthala, 1999, pp. 237-255.

IPPF, *Santé sexuelle et reproductive, vision 2000*, Londres, Regent's Park, 1995, 32 p.

KALAMBAYI, B., *Enquête sur les déterminants sociodémographiques des comportements sexuels à risque chez les jeunes de Kinshasa (R.D. Congo) : quelques résultats.* Communication sous forme d'affiche présentée au Deuxième Colloque international sur Les programmes locaux et régionaux de santé, 12-15 octobre 2004. Centre des congrès de la ville de Québec (Canada).

KALAMBAYI, B., *Le premier rapport sexuel préconjugal chez les jeunes de Kinshasa-RDC : Ses caractéristiques et ses déterminants comme comportement sexuel à risque*, Communication au Colloque sur La santé de la reproduction confrontée au SIDA enjeux sociaux et comportementaux dans les pays du Sud. Paris, le 22 et 23 novembre 2004 au CEPED, 29 p.

KAPTUE, L., « Les adolescents et le VIH/SIDA », in Kuate-Defo B., (sous la direction de), *Sexualité et Santé reproductive durant l'adolescence en Afrique, avec une attention particulière sur le Cameroun*, Boucherville, Ediconseil INC., 1998, pp. 287-295

KAYEMBE, K., *Étude sur les connaissances, l'attitude et les pratiques sexuelles des étudiants de Kinshasa/RDC*, communication au séminaire-atelier d'Internalisation sur la Santé de la Reproduction, 11-12 mai 2000, Département de Démographie (Unikin) — FNUAP, Kinshasa, projet ZAI/00/PO2.

MASTAKI, B., *Les pratiques abortives chez les étudiantes des Universités. Cas du Campus de Kinshasa.* Mémoire de Licence en démographie, Kinshasa, Université de Kinshasa, 1995, 86 p.

MPOMPO, P., *Attitudes, Opinions et Réactions des élèves finalistes des humanités face aux problèmes de la sexualité. Cas des quelques écoles publiques de la ville de Kinshasa.* Mémoire de Licence en démographie, Kinshasa, Université de Kinshasa, 1995, 70 p.

NGONDO, a P., 1997, *Nouveau vécu du mariage, de la sexualité et statut de la femme en milieu urbain congolais. Le cas de Kikwit.* 156 p. (Sous presse).

NGONDO a P. et KALAMBAYI, B., « La santé de la reproduction : un concept nouveau pour des réalités anciennes en RDC » in *Congo-Afrique*, n° 379, novembre 2003, Kinshasa, pp. 566-583.

RÉPUBLIQUE DÉMOCRATIQUE DU CONGO, *Ministère du Plan et de la reconstruction, Enquête nationale sur la situation des enfants et des femmes (MICS2) en République Démocratique du Congo en 2001*, Kinshasa, 2002, 184 p.

SFPS, *Santé reproductive des adolescents à Nkongsamba et Mbalmayo*, Rapport d'enquête, Cameroun, 1999, 58 p.

UNFPA, « Les connaissances qui donnent la capacité d'agir » in *Les Problèmes démographiques*, dossier d'information 1999, New York, p. 15.

ZANOU et NYANKAWINDEMERA, « Comportements reproductifs chez les adolescents en Côte-d'Ivoire » in Guillaume A. et al. (éds), 2002, *Santé de la reproduction en Afrique*, ENSEA, UNFPA, pp. 341-358.

# ANNEXES

## LISTE DE QUELQUES INDICATEURS DE CAP DES ÉTUDIANTS EN MATIÈRE DE SANTÉ DE REPRODUCTION ET DES IST/VIH

| INDICATEUR | NIVEAU |
|---|---|
| **1. Indicateurs de profil de la population d'étude** | |
| - Âge moyen | 24,5 ans |
| - Proportion des célibataires | 97,1 % |
| - Proportion de la population d'étude en graduat | 67 % |
| - Proportion d'enquêtés de religions de tendance chrétienne | 98,3 % |
| - Âge moyen au premier rapport sexuel | 10,5 ans |
| **2. Indicateurs des connaissances en SR** | |
| - Proportion des étudiants sachant définir le concept santé de reproduction | 40 % |
| - Proportion des étudiants sachant définir le concept stérilité masculine | 92,5 % |
| - Proportion des étudiants sachant définir le concept stérilité féminine | 96,1 % |
| - Proportion des étudiants sachant définir le concept avortement provoqué | 96,6 % |
| - Proportion des étudiants sachant définir le concept avortement spontané | 73,8 % |
| - Proportion des étudiants sachant définir le concept ménopause | 93,1 |
| - Proportion des étudiants sachant définir le concept frigidité | 57,1 % |
| - Proportion des étudiants sachant définir le concept maternité irresponsable | 67,5 % |
| - Proportion des étudiants sachant définir le concept contraception | 58,1 % |
| - Proportion des étudiants sachant définir le concept mortalité maternelle | 70,3 % |
| **3. Connaissances en IST/VIH/SIDA** | |
| - Proportion des étudiants ayant déjà entendu parler du SIDA | 99,8 % |
| - Proportion des étudiants ayant déjà entendu parler de blennorragie | 71,1 % |
| - Proportion des étudiants ayant déjà entendu parler de l'hépatite B | 51,1 % |
| - Proportion des étudiants ayant déjà entendu parler de la syphilis | 90,8 % |
| - Proportion des étudiants ayant déjà entendu parler du chancre mou | 20,2 % |
| **4. Indicateurs d'attitudes vis-à-vis des IST/VIH/SIDA** | |
| - Proportion d'étudiants qui ont testé leur sérologie (teste de VIH) | 20 % |
| - Proportion d'étudiants qui peuvent s'asseoir à côté d'une PVV | 92 % |
| - Proportion d'étudiants qui peuvent partager un repas avec une PVV | 75 % |
| - Proportion d'étudiants qui acceptent de divulguer l'état sérologique d'une PVV membre de famille | 22 % |
| - Proportion d'étudiants favorables à l'activité sexuelle avant l'entrée à l'Université | 78,9 % |

| INDICATEUR | NIVEAU |
|---|---|
| **5. Indicateurs de pratiques vis-à-vis des IST/VIH/SIDA et SR** | |
| - Proportion d'étudiants ayant expérimenté leur premier rapport sexuel à l'école primaire | 3,4 % |
| - Proportion d'étudiants ayant déjà expérimenté leur premier rapport sexuel aux humanités | 79 % |
| - Proportion d'étudiants ayant déjà expérimenté leur premier rapport sexuel à l'Université | 18 % |
| - Proportion d'étudiants ayant connu leur premier rapport aux domiciles de leurs amis, copains ou fiancés | 90,6 % |
| - Proportion d'étudiants ayant programmé la sortie pour leur premier rapport sexuel | 46,7 % |
| - Proportion d'étudiants ayant utilisé le préservatif lors de leur premier rapport sexuel | 21,4 % |
| - Proportion d'étudiants dont le premier rapport sexuel était volontaire | 88,3 % |
| - Proportion d'étudiants ayant utilisé un préservatif lors du premier rapport sexuel non consensuel | 22,4 % |
| - Proportion d'étudiants sexuellement actifs au cours de trois derniers mois qui ont précédé l'enquête | 47 % |
| - Proportion d'étudiants s'estimant à l'abri du VIH | 71 % |
| - Proportion des étudiants pour non-utilisation du préservatif au dernier rapport sexuel | 60 % |
| - Proportion d'étudiants ayant eu un seul partenaire au cours de trois derniers mois précédant l'enquête | 80 % |
| - Proportion d'étudiants ayant attrapé au moins une IST depuis son inscription à l'Université | 11 % |
| - Proportion d'étudiants ayant poussé leurs copines à avorter | 27 % |

# UNIVERSITÉ DE KINSHASA

Promotion de la Santé de la Reproduction des Adolescents et des Jeunes
et Prévention du VIH/SIDA et des IST à l'Université de Kinshasa
Projet ZAI2R303

PROJET FINANCE PAR L'UNFPA

Santé de la Reproduction et prévention du VIH/SIDA et des IST
Connaissances, Attitudes et Pratiques des étudiants

## QUESTIONNAIRE DE L'ÉTUDE
## (ENQUÊTE INITIALE)

**Étude financée par l'UNFPA dans le cadre du projet**
**« Promotion de la Santé de la Reproduction des Adolescents et des Jeunes et prévention du VIH/SIDA et des IST à l'Université de Kinshasa »**

***Kinshasa, juillet 2004***

## IDENTIFICATION DU L'ÉTUDIANT

| N° | Variable d'identification | Modalités | Code |
|---|---|---|---|
| 0.1 | Faculté actuelle | ........................................................ | /____/____/ |
| 0.2 | Études faites au secondaire | ........................................................ | /____/____/ |
| 0.3 | Promotion actuelle | ........................................................ | /____/____/ |
| 0.4 | Date de naissance | /__/__/__/__/__/__/__/ | |
| 0.5 | Âge | .................. | /____/____/ |
| 0.6 | Sexe | 1. masculin<br>2. féminin | /____/ |
| 0.7 | Province d'origine | ........................................................ | /____/____/ |
| 0.8 | Nationalité | ........................................................ | /____/____/ |
| 0.9 | Religion actuelle | ................................................................ | /____/____/ |
| 0.10 | État matrimonial | 1. célibataire fiancé<br>2. célibataire non fiancé<br>3. marié(e)<br>4. divorcé(e)<br>5. veuf (ve) | /____/ |
| 0.11 | Activité secondaire<br>**Si Q0.11= sans objet, allez au module I** | ........................................................ | /____/____/ |
| 0.12 | Statut dans l'activité | 1. propriétaire<br>2. employé(e) | /____/ |
| 0.13 | Nombre d'années d'expérience dans l'activité | ................................................................<br>.................................................... | /____/____/ |

**MODULE I : HISTORIQUE GÉNÉSIQUE ET SEXUEL DE L'ÉTUDIANT(E)**

| N° | Variable | Modalités | Code |
|---|---|---|---|
| 1.1 | Où votre première expérience sexuelle a-t-elle eu lieu ?<br>**(si Q1.1= 4, allez au module II)** | 1. à l'école primaire<br>2. aux humanités<br>3. à l'université<br>4. pas encore | /____/ |
| 1.2 | À quel âge ? | 1. âge ……………………<br>2. ne sait pas<br>3. refus | /____/ |
| 1.3. | Quel lien aviez-vous avec votre premier partenaire sexuel ? | 1. ami, copain, copine<br>2. fiancé (e)<br>3. membre de famille<br>4. sans lien<br>5. enseignant (professeur)<br>6. encadreur spirituel<br>7. autre à préciser………………………….. | /____/ |
| 1.4. | Ce premier rapport sexuel était-il : | 1. volontaire<br>2. forcé | /____/ |
| 1.5. | Suite à quelle occasion aviez-vous eu ce premier rapport sexuel ? | 1. sortie programmée<br>2. rencontre amicale<br>3. manifestation scolaire (académique)<br>4. manifestation familiale (fête)<br>5. autres à préciser………………………… | /____/ |
| 1.6. | À l'initiative de qui ce rapport s'est-il conclu ? | 1. de moi<br>2. du (de la) partenaire<br>3. nous deux<br>4. des amis (es)<br>5. des parents<br>6. autre à préciser…………………………….. | /____/ |

| N° | Variable | Modalités | Code |
|---|---|---|---|
| 1.7. | Quel est l'endroit où ce rapport a eu lieu ? | 1. chez nous (moi)<br>2. chez eux (lui, elle)<br>3. chez mon ami (e)<br>4. à l'hôtel<br>5. salle de classe ou auditoire<br>6. au home<br>7. bureau (service)<br>8. en plein air (brousse)<br>9. autre à préciser................................ | /____/ |
| 1.8. | Lors du premier rapport sexuel, aviez-vous utilisé un préservatif ? | 1. oui<br>2. non | |
| 1.9 | Avez-vous déjà mis au monde un enfant ? | 1. oui<br>2. non | /____/ |
| 1.10 | Combien d'enfants nés vivants avez-vous déjà mis au monde ? | ........................................................ | /____/____/ |
| 1.11 | Combien parmi ces enfants sont actuellement en vie ? | .......................................................... | /____/____/ |
| 1.12 | Combien sont décédés ? | ......................................................... | /____/____/ |
| 1.13 | Causes du décès | 1........................................................<br>2........................................................<br>3........................................................ | /____/<br>/____/<br>/____/ |
| 1.14 | Combien d'enfants avez-vous eus au niveau de l'école secondaire ? | .......................................................... | /____/ |
| 1.15 | Combien d'enfants avez-vous eus au niveau de l'université ? | ........................................................ | /____/ |
| 1.16 | Vos enfants sont-ils issus d'un(e) même père/mère ? | 1. oui<br>2. non | /____/ |
| | Attention de Q 1.17 à Q 1.22 réservées aux filles sauf, **Q 1.19 et Q 19 bis** | | |
| 1.17 | Votre premier retard des règles a eu lieu où ? | 1. à l'école primaire | /____/ |

| N° | Variable | Modalités | Code |
|---|---|---|---|
| | **(Question spécifique aux filles)**<br>Si Q 1.17 = 4 allez au module II | 2. aux humanités<br>3. à l'université<br>4. pas encore | |
| 1.18 | Avez-vous déjà eu à avorter ?<br>**(Question spécifique aux filles)** | 1. oui<br>2. non | /____/ |
| 1.19 | Votre premier avortement a eu lieu lorsque vous étiez ?<br>**(Question spécifique aux filles)** | 1. aux humanités<br>2. à l'université | |
| 1.20 | Avez-vous fait déjà avorter une fille ?<br>**(Question spécifique aux garçons)** | 1. oui<br>2. non | |
| 1.20 bis | Si Q 1.20 = 1 Niveau d'étude de la fille au moment de l'avortement. | 1. aux humanités<br>2. à l'université | /____/ |
| 1.21 | Combien d'avortements avez-vous déjà pratiqués ?<br>**(Question spécifique aux filles)** | 1. aux humanités<br>2. à l'université | /____/____/<br>/____/____/ |
| 1.22 | Où vos avortements ont-ils eu lieu souvent ?<br>**(Question spécifique aux filles)** | 1. dans un centre hospitalier connu<br>2. dans un centre hospitalier non connu<br>3. dans la clandestinité (quelque part) | /____/ |

**MODULE II : CONNAISSANCES DES ÉTUDIANTS SUR LA SANTÉ DE REPRODUCTION**

**SECTION 1 : CONNAISSANCE DE CERTAINS CONCEPTS (NOTIONS) DE LA SR**

| Soit les concepts ci-après : | 2.1.1<br>Avez-vous entendu parler de ce concept ?<br>Si 2.11=2 allez à Q 1.2.4<br>1. oui<br>2. non | 2.1.2<br>Quelle est sa signification ? | 2.1.3<br>Par quelle principale source d'information ?<br>1. par un personnel de santé<br>2. dans ma famille<br>3. les médias<br>4. aux cours (faculté)<br>5. à partir de toutes ces sources précitées | 2.1.4<br>Pensez-vous que l'ignorance de ce concept peut avoir des conséquences sur la vie sexuelle et sociale d'un individu ?<br>1. oui<br>2. non | 2.1.5<br>À votre avis, pensez-vous que ces concepts peuvent avoir des implications sur l'économie d'un pays ?<br>1. oui<br>2. non | 2.1.6<br>Pensez-vous qu'il soit utile d'apprendre les déterminants de ces concepts ?<br>1. oui<br>2. non |
|---|---|---|---|---|---|---|
| 1. santé de la reproduction | /____/ | .......................... | /____/ | /____/ | /____/ | /____/ |
| 2. stérilité masculine | /____/ | .......................... | /____/ | /____/ | /____/ | /____/ |
| 3. stérilité féminine | /____/ | .......................... | /____/ | /____/ | /____/ | /____/ |
| 4. avortement provoqué | /____/ | .......................... | /____/ | /____/ | /____/ | /____/ |
| 5. avortement spontané | /____/ | .......................... | /____/ | /____/ | /____/ | /____/ |
| 6. ménopause | /____/ | .......................... | /____/ | /____/ | /____/ | /____/ |
| 7. frigidité | /____/ | .......................... | /____/ | /____/ | /____/ | /____/ |
| 8. maternité irresponsable | /____/ | .......................... | /____/ | /____/ | /____/ | /____/ |
| 9. prévalence d'une IST | /____/ | .......................... | /____/ | /____/ | /____/ | /____/ |
| 10. contraception | /____/ | .......................... | /____/ | /____/ | /____/ | /____/ |
| 11. mortalité maternelle | /____/ | .......................... | /____/ | /____/ | /____/ | /____/ |

| | | |
|---|---|---|
| 2.1.7 Savez-vous que les avortements provoqués peuvent conduire à la stérilité ? | 1. oui<br>2. non | /____/ |

## SECTION 2 : CONNAISSANCES SUR LE VIH/SIDA ET LES AUTRES INFECTIONS SEXUELLEMENT TRANSMISSIBLES

| **Soit les infections transmissibles ci-après :** | **Modalités** | **1. Le sida** | **2. La blennorragie** | **3. L'hépatite B** | **4. La syphilis** | **5. Le chancre mou** |
|---|---|---|---|---|---|---|
| 2.2.1Avez-vous déjà entendu parler de cette infection ? | 1. oui<br>2. non | /___/ | /___/ | /___/ | /___/ | /___/ |
| 2.2.2 Par quelle principale source en avez-vous entendu parler ? | 1. par un personnel de santé (ONG)<br>2. dans ma famille (les amis)<br>3. les médias<br>4. aux cours (faculté)<br>5. à partir de toutes ces sources précitées<br>6. conférences | /___/ | /___/ | /___/ | /___/ | /___/ |
| 2.2.3 Connaissez-vous quelques symptômes de cette infection ? | 1. oui<br>2. non | /___/ | /___/ | /___/ | /___/ | /___/ |
| 2.2.4 Citez quelques-uns ? | 1. ……………………………<br>2. ……………………………<br>3. …………………………… | 1………<br>2………<br>3……… | 1. ………<br>2. ………<br>3. ……… | 1. ………<br>2. ………<br>3. ……… | 1………<br>2………<br>3……… | 1………<br>2………<br>3……… |
| 2.2.5 Connaissez-vous la voie par laquelle le virus de cette infection se transmet ? | 1. oui<br>2. non | /___/ | /___/ | /___/ | /___/ | /___/ |
| 2.2.6 Citez quelques voies ? | 1. ……………………………<br>2. ……………………………<br>3. …………………………… | 1………<br>2………<br>3……… | 1. ………<br>2. ………<br>3. ……… | 1. ………<br>2. ………<br>3. ……… | 1………<br>2………<br>3……… | 1………<br>2………<br>3……… |
| 2.2.7 Cette infection est-elle guérissable ? | 1. oui<br>2. non | /___/ | /___/ | /___/ | /___/ | /___/ |
| 2.2.8 Avez-vous un cours spécifique à l'université qui vous parle de cette infection ? | 1. oui<br>2. non | /___/ | /___/ | /___/ | /___/ | /___/ |
| 2.2.9 Si oui, au niveau de quel cycle universitaire ? | 1. cycle de graduat<br>2. cycle de licence<br>3. tous les deux cycles | | | | | /___/ |
| 2.2.10 Savez-vous pourquoi on utilise le préservatif ? | 1. oui<br>2. non | | | | | /___/ |

***MODULE III : ATTITUDES DES ÉTUDIANTS VIS-À-VIS DES IST/VIH/AVORTEMENTS/STÉRILITÉ***

| N° | Variables | Modalités | Code |
|---|---|---|---|
| 3.1 | Actuellement, avez-vous des partenaires sexuels ?<br>**(si Q 3.1=2, allez à Q 3.10)** | 1. oui<br>2. non | /____/ |
| 3.2 | Combien de partenaires ?<br>**(si Q 3.2 = 1, allez à Q 3.4)** | 1. un(e) seul(e) partenaire<br>2. deux partenaires<br>3. plus de deux partenaires | /____/ |
| 3.3 | Pourquoi avez-vous plusieurs partenaires sexuels ? | 1. pour des besoins matériels<br>2. pour multiplier les chances de mariage<br>3. pour le plaisir sexuel<br>4. pour réussir en classe<br>5. pour diversifier le plaisir sexuel | /____/<br>/____/<br>/____/<br>/____/<br>/____/ |
| 3.4 | Souhaiteriez-vous vous marier à l'un(e) d'entre elles (eux) ? | 1. oui<br>2. non | /____/ |
| 3.5 | Il vous arrive de parler avec elles (eux) des IST ? | 1. oui<br>2. non | /____/ |
| 3.6 | Il vous arrive de parler avec elles (eux) des avortements ? | 1. oui<br>2. non | /____/ |
| 3.7 | Il vous arrive de parler avec elles (eux) de la stérilité ? | 1. oui<br>2. non | /____/ |
| 3.8 | En cas de besoin sexuel, vous arrive-t-il de manquer un préservatif ?<br>**(si Q 3.8 = 2, allez à Q 3.10)** | 1. oui<br>2. non | /____/ |
| 3.9 | Si oui, faute de quoi ? | 1. argent<br>2. disponibilité dans les parages | /____/ |
| 3.10 | Il vous arrive d'acheter un condom pour vous ou pour votre partenaire ? | 1. oui<br>2. non | /____/ |
| 3.11 | Avez-vous un stock des préservatifs à domicile ? | 1. oui<br>2. non | /____/ |
| 3.12 | Depuis que vous êtes à l'université, avez-vous déjà contracté une IST ? | 1. oui<br>2. non | /____/ |
| 3.13 | Avez-vous déjà fait le test du VIH/SIDA ? | 1. oui | /____/ |

| N° | Variables | Modalités | Code |
|---|---|---|---|
| | **(Si Q 3.13=2 allez à Q 3.15)** | 2. non | |
| 3.13 bis | (**Si Q 3.13 = 1**, donnez la raison principale et dites si les résultats du test vous aviez été notifiés ?) | ............................................................ | /____/ |
| 3.14 | Cela vous paraît-il normal qu'un garçon ou une fille à l'université n'ait jamais eu une expérience sexuelle ? | 1. oui<br>2. non | /____/ |
| 3.15 | Accepteriez-vous un test volontaire de VIH ? | 1. oui<br>2. non | /____/ |
| 3.16 | Si non, pourquoi ? | ............................................................ | /____/ |
| 3.17 | Pensez-vous que le SIDA existe réellement à l'UNIKIN ? | 1. oui<br>2. non | /____/ |
| 3.18 | Pensez-vous que le SIDA existe réellement dans votre quartier ? | 1. oui<br>2. non | /____/ |
| 3.19 | Pouvez-vous vous asseoir à côté d'un étudiant PVV ? | 1. oui<br>2. non | /____/ |
| 3.20 | Pouvez-vous partager une chambre avec lui ? | 1. oui<br>2. non | /____/ |
| 3.21 | Pouvez-vous partager un repas avec lui et manger dans la même assiette ? | 1. oui<br>2. non | /____/ |
| 3.22 | Si vous avez un membre de famille PVV, pouvez-vous divulguer son état ? | 1. oui<br>2. non | /____/ |

## MODULE IV : PRATIQUE DES MÉTHODES DE LUTTE CONTRE LES GROSSESSES INVOLONTAIRES ET LA PROPAGATION DES IST et VIH

| N° | Variables | Modalités | Code |
|---|---|---|---|
| 4.1 | Vous est-il arrivé ces 3 derniers mois d'avoir des rapports sexuels ? | 1. oui<br>2. non | /___/ |
| 4.2 | Savez-vous pourquoi on fait usage d'un préservatif lors d'un coït ?<br>**(Si Q4.2=2 allez à Q4.4)** | 1. oui<br>2. non | /___/ |
| 4.3 | Si oui, pourquoi ? | 1……………………………………<br>2……………………………………<br>3…………………………………… | /___/<br>/___/<br>/___/ |
| 4.4 | Avez-vous déjà utilisé une des méthodes pour éviter les IST/VIH ou une grossesse ? **(Si Q4.3=2 allez à Q4.8)** | 1. oui<br>2. non | /___/ |
| 4.5 | Si oui, la (les) quelle(s) ? | 1. Abstinence sexuelle<br>2. Condom<br>3. Fidélité à mon (ma) partenaire<br>4. Non-utilisation des objets tranchants souillés<br>5. Autre (à préciser) …………………… | /___/<br>/___/<br>/___/<br>/___/<br>/___/ |
| 4.6 | Lors de vos derniers rapports sexuels, avez-vous utilisé le condom ?<br>**(Si Q4.6=2, allez à Q4.8)** | 1. oui<br>2. non | /___/ |
| 4.7 | Pour tous ces rapports, qui a pris l'initiative d'utiliser le condom ? | 1. moi-même<br>2. mon (ma) partenaire | /___/ |
| 4.8 | Si vous n'utilisez pas le condom, quelle en est la raison principale ? | 1. non-disponibilité<br>2. trop cher<br>3. diminue le plaisir sexuel<br>4. mon (ma) partenaire le désapprouve<br>5. contre ma conviction religieuse<br>6. parce qu'il se déchire lors du coït<br>7. pour prouver ma fidélité à mon (ma) partenaire | /___/ |
| 4.9 | Pouvez-vous indiquer le nombre de rapports sexuels que vous avez eu au cours de ces 3 derniers mois ? | …………………………………… | /___/___/ |
| 4.10 | Indiquez le nombre de rapports sexuels que vous avez eu sans protection (condom) au cours de ces trois derniers mois | …………………………………… | /___/___/ |
| 4.11 | Avec un seul partenaire sexuel | 1. oui<br>2. non | /___/ |

| N° | Variables | Modalités | Code |
|---|---|---|---|
| 4.12 | Indiquez le nombre de rapports sexuels avec protection (condom) au cours de ces trois derniers mois | ………………………………………… | /___/___/ |
| 4.13 | Avec un seul partenaire sexuel | 1. oui<br>2. Non | /____/ |
| 4.14 | Avez-vous déjà eu un rapport sexuel avec un partenaire ayant refusé d'utiliser le condom par la suite de vos rapports ? | 1. oui<br>2. non | /____/ |
| 4.15 | Lors de votre premier rapport sexuel avec ce partenaire, aviez-vous utilisé un préservatif ? | 1. oui<br>2. non | /____/ |
| 4.16 | Lors de votre tout dernier rapport sexuel, aviez-vous utilisé un condom ? | 1. oui<br>2. non | /____/ |
| 4.17 | Un(e) copain (copine) qui exige un condom doit-il être considéré(e) comme un(e) prostitué(e) ? | 1. oui<br>2. non | /____/ |
| 4.18 | Avec un partenaire habituel, doit-on utiliser le préservatif ? | 1. oui<br>2. non | /____/ |
| 4.19 | Vous est-il arrivé de changer de méthode lors d'un coït ? (de l'utilisation du condom à la non utilisation par exemple) | 1. oui<br>2. non | /____/ |
| 4.20 | Pour quelle raison ? **(précisez la raison)** | ………………………………………… | /____/ |
| 4.21 | Une de vos copines ou femmes a-t-elle avorté depuis que vous êtes ensemble ? | 1. oui<br>2. non | /____/ |
| 4.22 | Pour quelle raison ? **(préciser la raison)** | ………………………………………… | /____/ |
| 4.23 | Aviez-vous consulté un médecin ou un infirmier lors du dernier avortement d'une de vos copines ou femmes ? | 1. Un médecin<br>2. Un infirmier | /____/<br>/____/ |
| 4.24 | Où cet avortement a-t-il eu lieu ? | 1. Dans un hôpital<br>2. Dans un centre de santé<br>3. Dans une maison<br>4. Ailleurs (à préciser) : ……………………… | /____/ |
| 4.25 | Avez-vous consulté un médecin ou un tradi-praticien pour un des problèmes suivants depuis que vous êtes étudiant (e) ? | 1. Faiblesse sexuelle<br>2. Éjaculation précoce<br>3. Frigidité | /____/<br>/____/<br>/____/ |

| N° | Variables | Modalités | Code |
|---|---|---|---|
| | | 4. Autre problème (à préciser)............ | /___/ |
| 4.26 | Nombre de fois pour la faiblesse sexuelle | 1. Chez le médecin<br>2. Chez le tradi-praticien | /___/___/<br>/___/___/ |
| 4.27 | Nombre de fois pour l'éjaculation précoce | 1. Chez le médecin<br>2. Chez le tradi-praticien | /___/___/<br>/___/___/ |
| 4.28 | Nombre de fois pour la frigidité | 1. Chez le médecin<br>2. Chez le tradi-praticien | /___/___/<br>/___/___/ |
| 4.29 | Sur le campus, pouvez-vous citer quelques organisations qui s'occupent de la SR | 1.............................................................<br>2.............................................................<br>3............................................................. | /___/ |
| 4.30 | Avez-vous déjà eu à fréquenter l'une d'elles ? | 1. oui<br>2. non | /___/ |
| 4.31 | De quel problème était-il question ? | 1. faiblesse sexuelle<br>2. éjaculation précoce<br>3. une IST<br>4. frigidité | /___/<br>/___/<br>/___/<br>/___/ |

**N.B. <u>INSTRUCTIONS FINALES :</u>**

***Vérifiez rapidement qu'aucune question n'a été oubliée ;**
***Assurez-vous d'avoir rempli le volet << Identification >> ;**
***Passez à l'étudiant(e) suivant(e).**

## TABLE DES MATIÈRES

www.ingramcontent.com/pod-product-compliance
Lightning Source LLC
LaVergne TN
LVHW051018051026
849532LV00004BA/1271
*9782806104113*